JN000860

新型コロナとワクチン

わたしたちは正しかったのか

峰 宗太郎　山中浩之

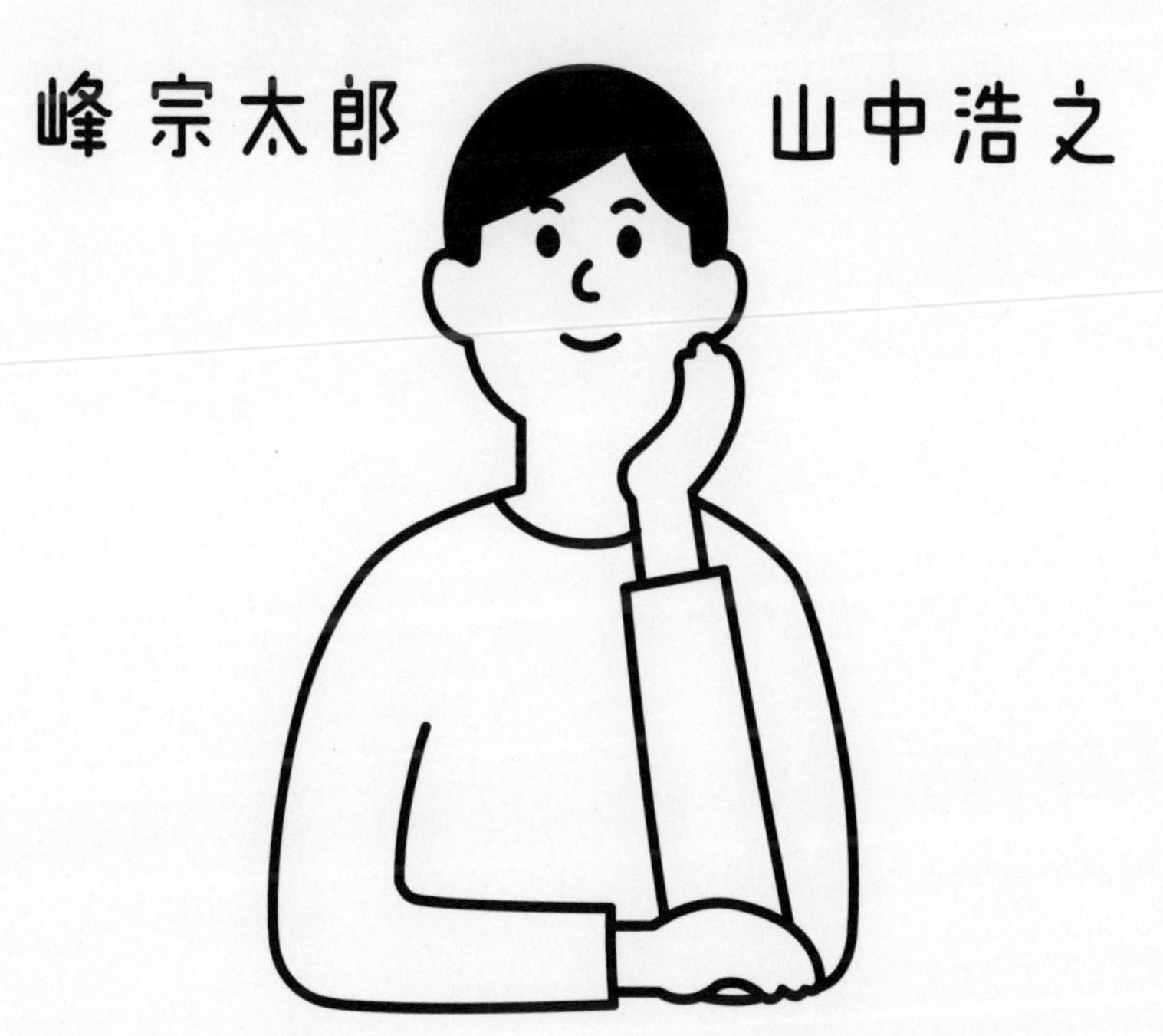

日経BP

新型コロナとワクチン
わたしたちは正しかったのか

感染症（COVID-19）症例数の推移

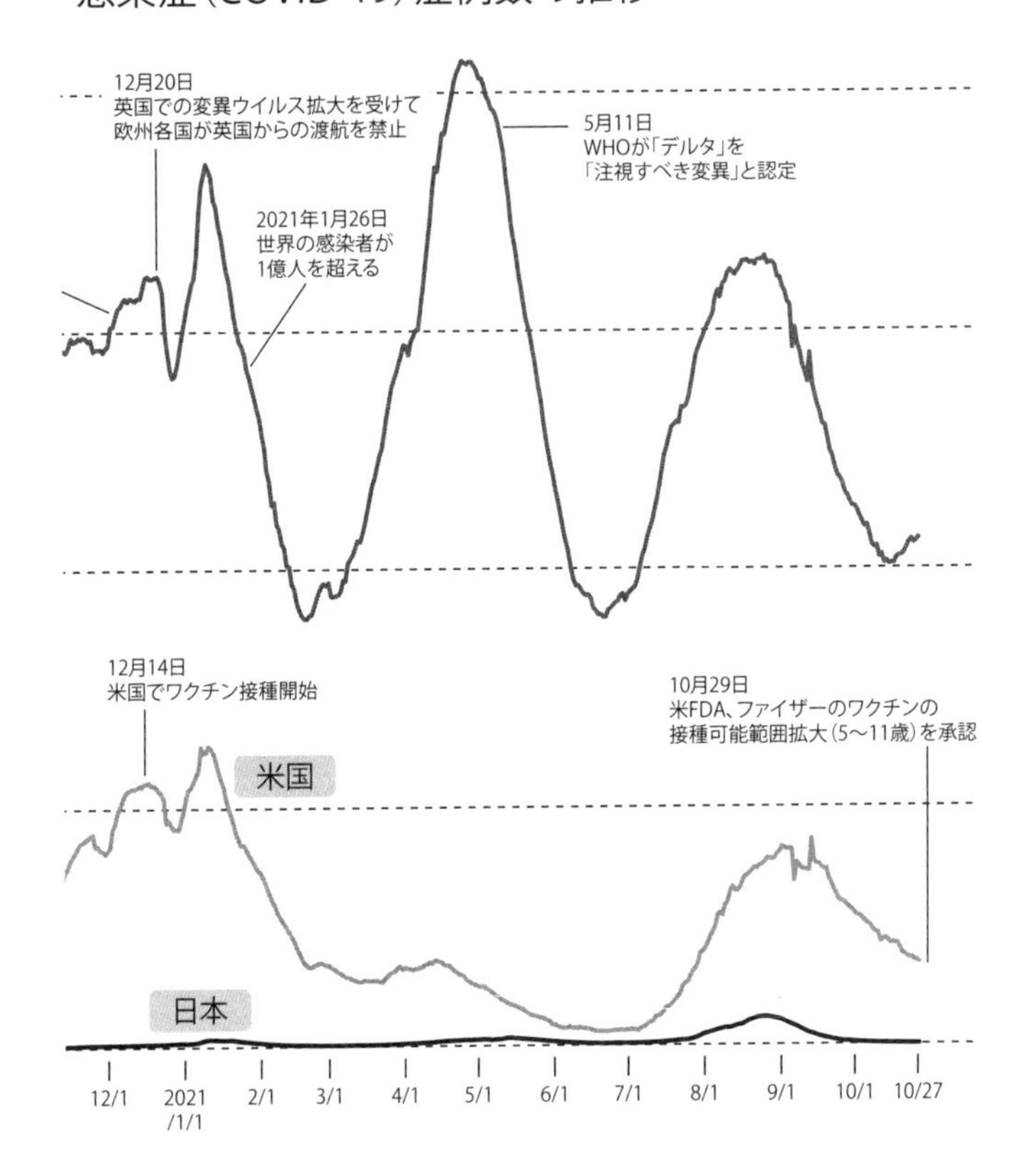

Source: Johns Hopkins University CSSE COVID-19 Data
Our World in Data (https://ourworldindata.org/covid-vaccinations) CC BY

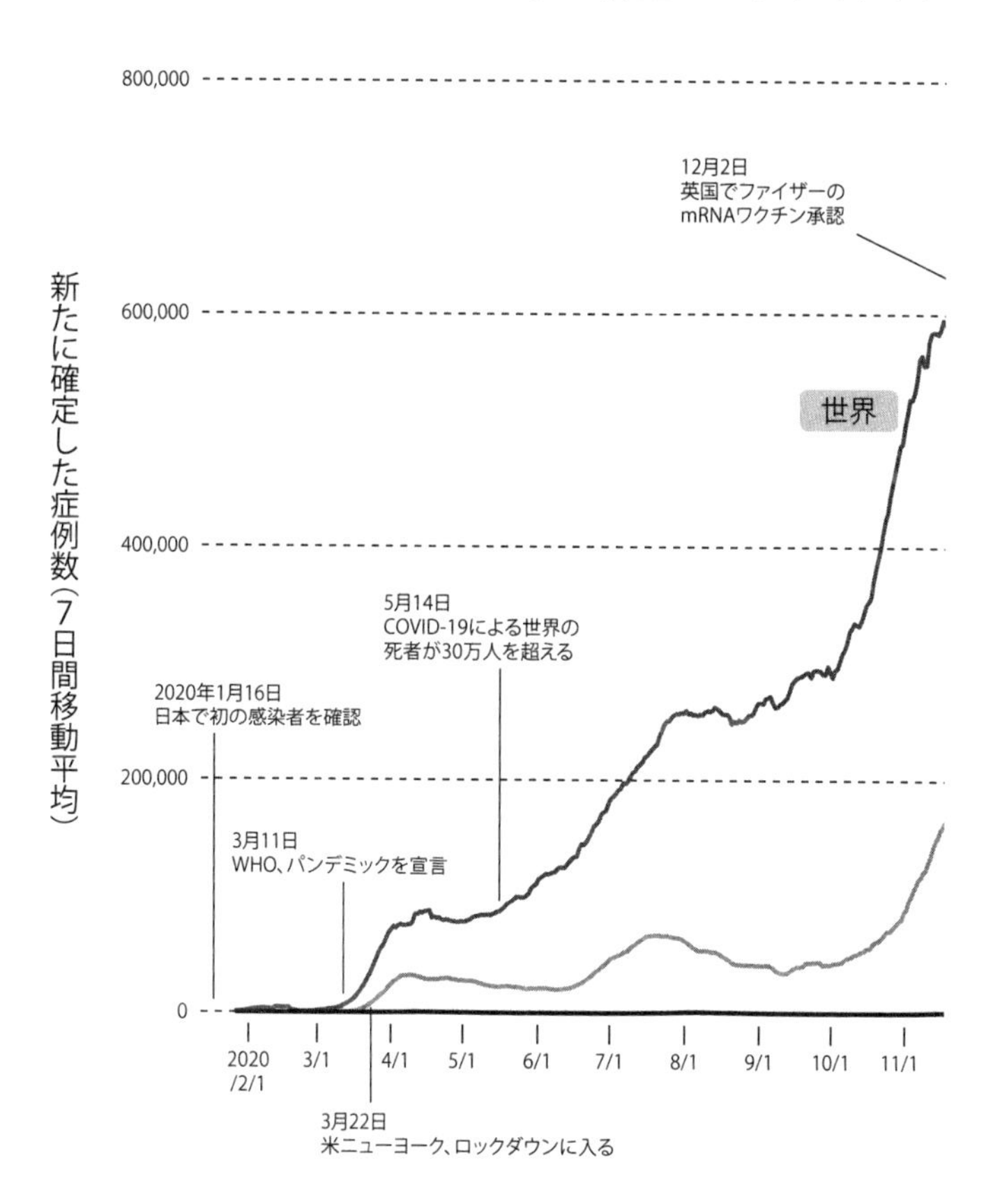
世界・米国・日本の新型コロナウイルス
新たに確定した症例数（7日間移動平均）
800,000
600,000
400,000
200,000
0
12月2日
英国でファイザーの
mRNAワクチン承認
世界
5月14日
COVID-19による世界の
死者が30万人を超える
2020年1月16日
日本で初の感染者を確認
3月11日
WHO、パンデミックを宣言
2020
/2/1
3/1
4/1
5/1
6/1
7/1
8/1
9/1
10/1
11/1
3月22日
米ニューヨーク、ロックダウンに入る

(COVID-19)症例数の推移

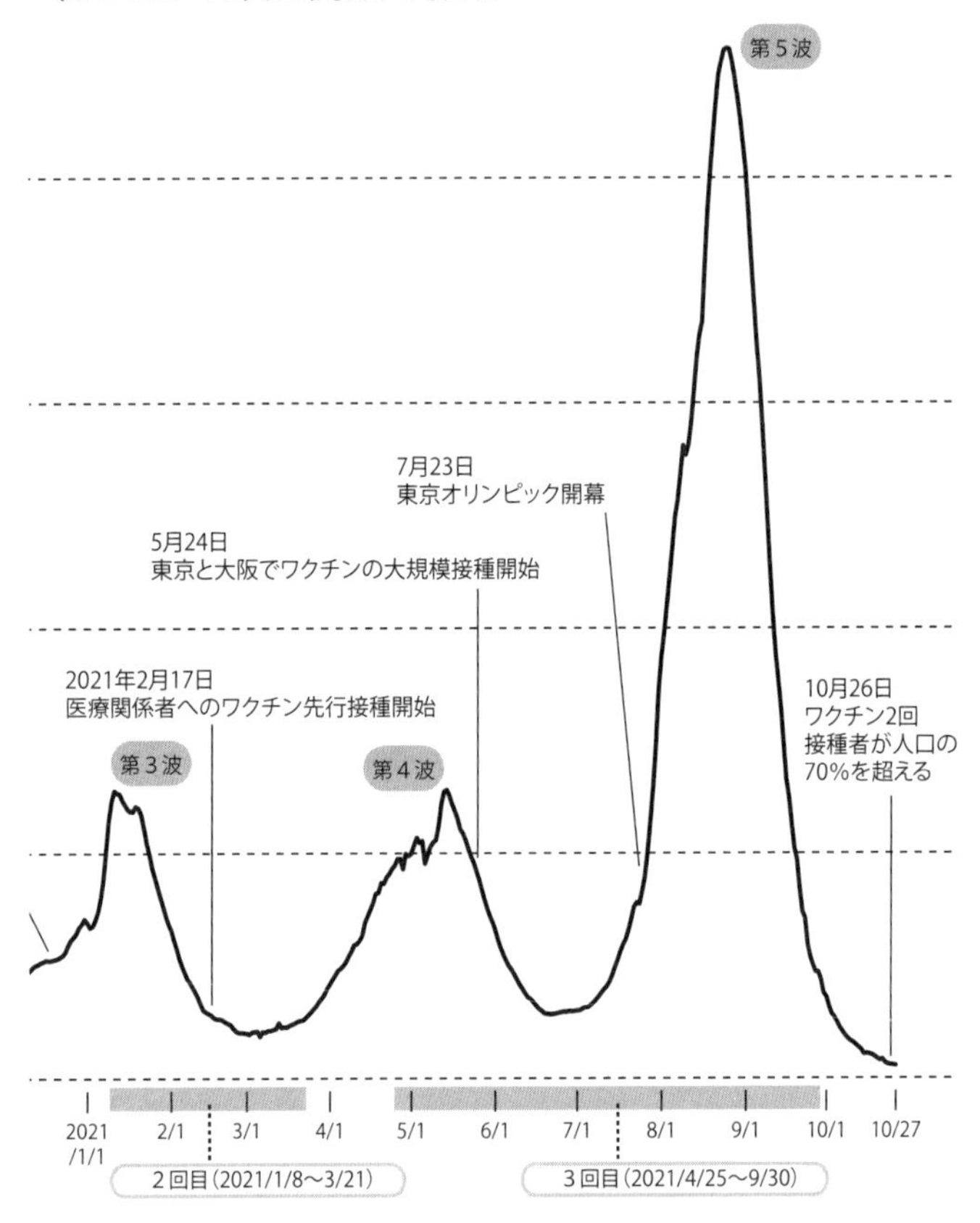

Source: Johns Hopkins University CSSE COVID-19 Data
Our World in Data (https://ourworldindata.org/covid-vaccinations) CC BY

日本の新型コロナウイルス感染症

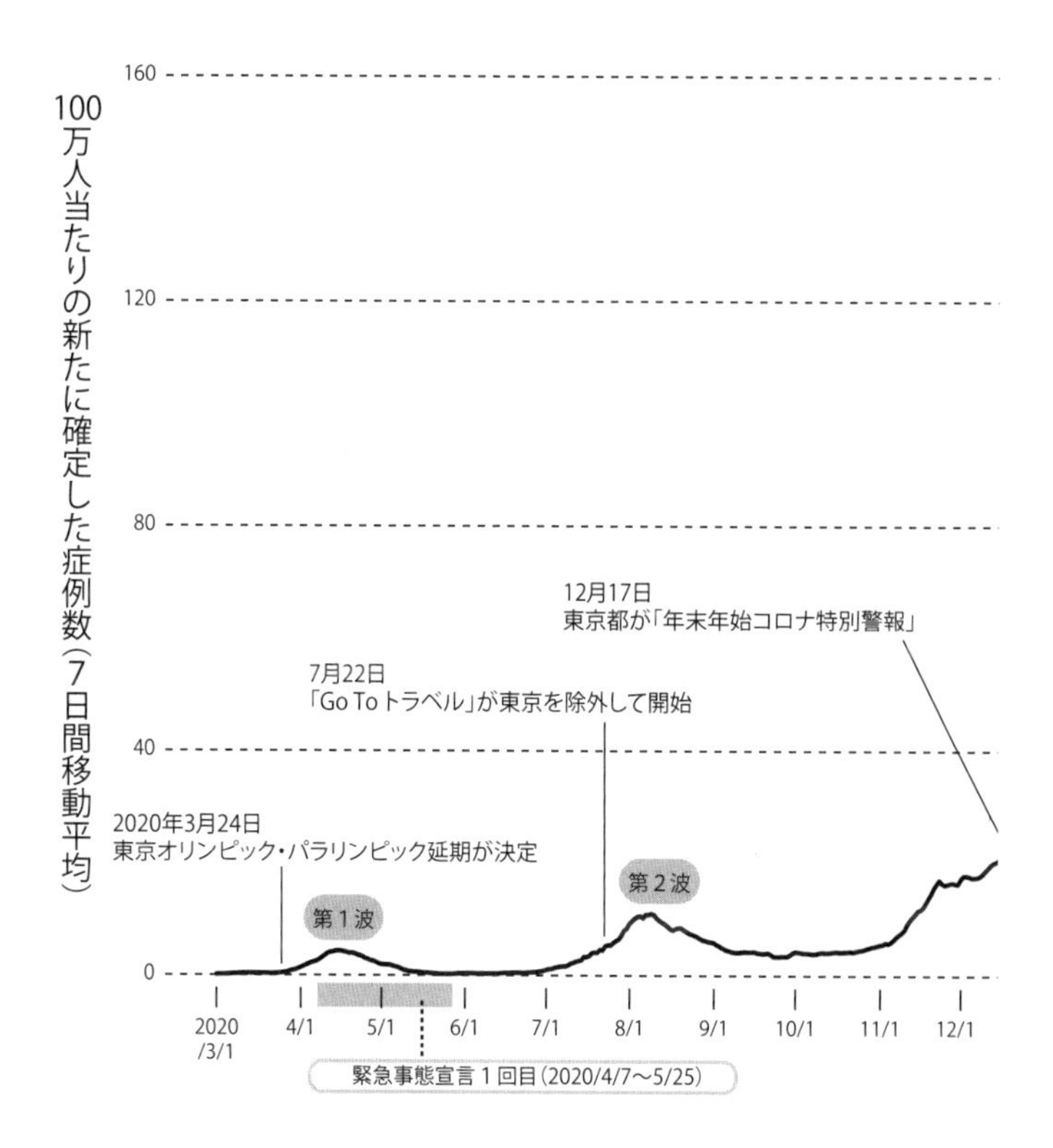

まえがき

いま、立ち止まって考える

本当に脅威は去ったのだろうか？　誰もがそういう思いを抱いていると思います。わたしたちの社会に、経済に、親しい人々に、そして自分自身に大きなダメージを与えている新型コロナウイルスと、それによる感染症（COVID－19）は、これを書いている2021年11月時点で、日本からふっと消えつつあるように見えます。

このまま収束が進んでくれるのか。あるいは、わたしたちが気がつかない対策の穴から感染拡大が起こるのか。現時点で正確なことが言える人は誰もいません。しかし、目の前の危機がひとたび収まったいまは、この2年間を振り返り、わたしたちが学んだことを確認し、やってきたことが正しかったのかどうかを見定めるのに絶好のタイミングだと思います。

ということで、昨年、日経プレミアシリーズの『新型コロナとワクチン　知らないと不都合な真実』でお世話になった、米政府系研究機関で研究員として働く峰 宗太郎先生に再びお話をうかがいました。これ1冊で完結する内容を盛り込むために、前回と重複する部分もありますが、最新情報を取り入れ、説明も工夫しております。

前作の出版は２０２０年末という、ワクチン接種すら始まっていない（大昔のことのように思えますよね）時点だったので、新型コロナに関して当時の状況でほぼ確実と言えることをきっちり押さえる内容を目指しました。今回はワクチン接種が進み、有望な治療薬が登場してきた状況を解説し、さらに、「より先を見て、新型コロナ収束後も役に立つ本にしたい」という峰先生のご希望に応えるべく、インタビューを繰り返しました。

米国東海岸の峰先生と東京の私とで、太平洋と北米大陸を越えてのウェブ会議は夏以降はほぼ毎週。相変わらず物わかりの悪い私が、それこそ「かぜと新型コロナってそもそも何が違うんでしょうか」といった素朴な疑問から、「なんで」「どうして」峰先生はそう考えるのか、科学者、専門家の「当たり前」は一般人の「当たり前」とどこが違うのかまで、諦め悪く食い下がってこの本ができあがりました。

テレビなどで生の峰先生をご覧になった方も多いかと思いますが、先生の頭の回転と滑舌の良さは尋常ではありません。私の理解が全然追いついていないと見るや、的確にレベルを合わせ、巧みな解説で、思ってもみなかった地点まで連れて行ってくれます。

改めて考えると峰先生は、問いに対してただ答えを一対一対応で教えるのではなく、答えが出てくるロジックと、ロジックを理解するのに必要な知識をコンパクトにまとめて提示してきます。それでもわからない、とゴネると、じゃあ、と、さらにその先を見せてくれる。

常々、「〝沼（趣味のディープな世界）〟にハマった人と専門家は紙一重だな」と思っているのですが、他人を自分の沼に引っ張り込むのが上手い人は、相手の理解度を探りながら、上手にネタを振ってきます。峰先生は本当にこれが上手く、知識欲を刺激されてもっともっと知りたくなり、気がつくと免疫学の専門書を買ってしまったり。本書には収録できなかった膨大なお話は、「日経ビジネス電子版（https://business.nikkei.com/）」で、いずれご紹介できたらと思います。

そして、自分なりにわかった気になったタイミングで、その先にはさらにはるかな高みがあることも、峰先生は「ちらっ」と見せてくれるのでした。

自戒を込めて言いますが、専門用語がちょっとわかってきたくらいで思いつくことは、たいてい、大前提をすっ飛ばしていたり、根本的なところで勘違いがあったりすることも、本を作ってみて思い知りました。たとえば、専門家を対象にした情報は、詳しい人には自明のことは記述を省くことが多く、その穴を素人が勝手な理解で埋めると大変な誤解につながったりします。じゃあ、と細大漏らさず説明した資料を探すと、今度は沼に入る気が消え失せるほどの分量と向き合わねばならない。改めて思いますが、やっぱり勉強も仕事も趣味も、積み重ねです。ファスト動画で映画のあらすじを見ても、2時間かけて本編を見た人と感動を共有するのは難しい。まして、人生を研究にぶっこんできた人の理解に、入門書を読んだくらいで及ぶわけはない。

それでも、新型コロナに振り回されたこの2年間をきちんと振り返るために、そして次に来るであろう社会的な災害に立ち向かうために、なんとか、専門家の考え方と、わたしたちとの間に橋を架けられないか。前回同様、共著にしていただくのもおこがましいのですが（そのため、本文中では「Y」としております）、皆さんの代打としてできる限りのことをやってみました。本当に脅威は去ったのか。まずは「わたしたちは正しかったのか」を考えるところから、始めたいと思います。

最後になりましたが、新型コロナ対策に携わり、それぞれの現場で奮闘してくださった方々。そしてしんどい日常に耐えて基本的な対策をなおざりにしなかった皆さんに、心からの感謝と敬意を捧げさせていただきます。これからも頑張ってまいりましょう。

山中浩之（編集Y）

CONTENTS

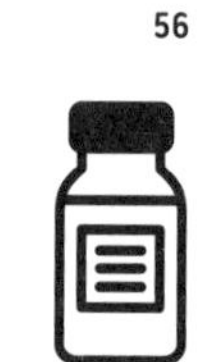

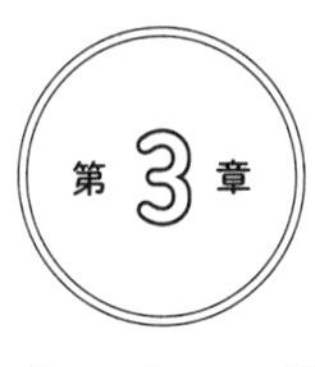

ヒトの免疫系とワクチンがタッグを組む

第4章

「変異ウイルス」は本当にコワいのか？

いま、そこにある新型コロナ感染対策

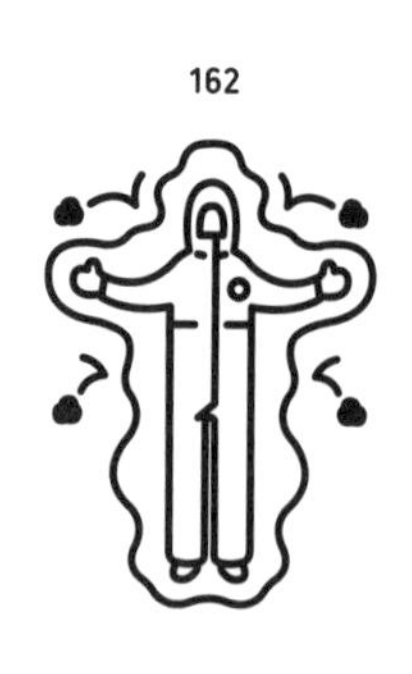

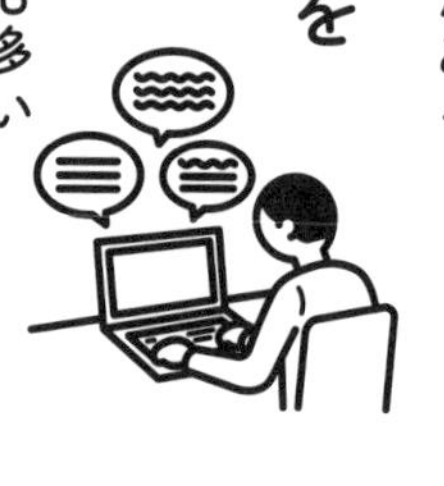

科学はどうやって「正しさ」を保証しているのだろう

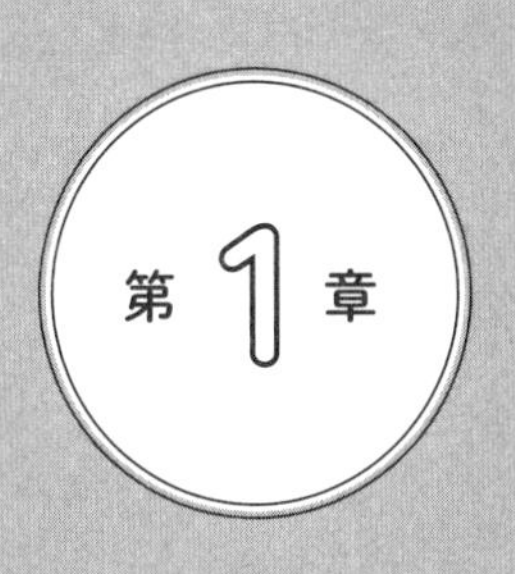

新型コロナを考える基礎知識

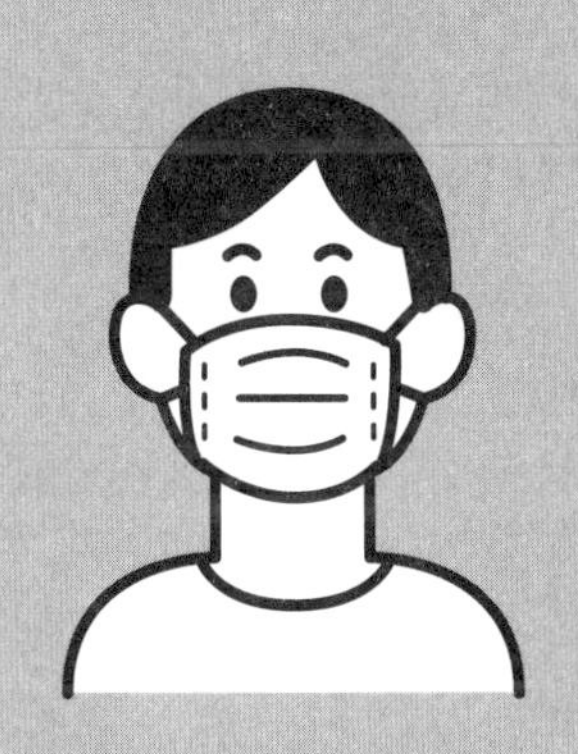

断言する「専門家」がちょっとコワい理由

――お久しぶりです、編集Yです。今回もよろしくお願いいたします。

峰　宗太郎（以下、峰）　よろしくお願いします。

――さっそくですが「わたしたちは正しかったのか」というのが本のタイトルなので、ずばりうかがいます。わたしたちのここまでの新型コロナ対策、果たして正しかったのでしょうか。

峰　唐突に大きな話から始まりますね。さて、仮に私が「正しかった」と言ったら、Yさんはそれでもう安心でしょうか？

――……どうでしょう。もちろん「ああよかった」とは思うでしょうけれど、この先はどうなんだろう、と心配は残りますね。

峰　そして、別の専門家の方に「いや、本当は間違っていたんだよ」と言われたら、「そうかも」と思っちゃうんじゃないですか（笑）。

――よくおわかりで（笑）。そう考えると峰先生、「専門家」って、どういう人のことを言うんでしょうね。

峰　あ、それは昨年から本当によく考えた課題ですね……。Yさんが言いたいのはどういうことですか。

――色々なメディアで、専門家を名乗る色々な方が、「これはこういうことだ」という説明、主張をされています。でも、特にTwitterで顕著なのですが、「なぜ自分はこう考えるのか」には触れていないことが多いんですよ。

峰　その人の、思考の背景や考え方の中身まではわからないことが多いのですね。

――ですので、「これはこういうことだ」という、〝結論の断言〟だけが掲載され、読むほうは「ここまで言うからには、この人は発言に責任を持てるだけの背景、つまり専門的知見があるんだろう」と思い込むんじゃないかと。

峰　結論だけが一人歩きして、「専門家らしさ」を演出している状況だと。

――はい、もしかしたらそういう断言に参っちゃっているだけなのかもしれない。素人の悲しさで、「これが結論だ！」とビシっと言われると「自信満々で正しそうだな」と、反射的に評価してしまう。そうなるとですね、峰先生のお話をただただ聞いているだけの私でも、Twitterの上でなら免疫やワクチンの専門家のフリができてしまうんじゃないでしょうか。文学部哲学科出身で美術史専攻、その後は経済誌とパソコン誌の編集をやってきたこの私が。

峰　あとは、マンガ家さんのインタビューとかですよね（笑）。

――あれは趣味と仕事の二本立てで（汗）。まあなんというか「専門と言えるものは何もない」

と自認している私でさえ、いまの世の中なら「専門家になりすます」ことができそうです。となると、本当の、信じてもいい専門家ってどういう人なんだろう、と考えてしまうわけです。

峰　そうですよね。不正確な情報、デマやウソを堂々と断言する「自称専門家」は世間にあふれるほどいるように思えます。ＴｗｉｔｔｅｒなどのＳＮＳ上もそうなんですが、メジャーなメディアや書籍出版などでも山のようにそういう方々が出てきましたよね。そして結構、マズイ方も多く、まともではない情報を発信している。

――　真に受けると健康や人生に大損害を受けそうです。

峰　で、Ｙさんの「専門家」の定義は見つかったんですか？

――　とりあえずの結論は、専門家を専門家たらしめる条件は、知識はもちろんなんですが、なにより「考え方」、物事の受け止め方にあるんじゃないか、と思うんです。

あいまいさを受け入れることが「専門家」には大事

峰　「物事の受け止め方」ですか。まず経歴とか肩書きとか権威性、とかではないわけですね。非常に安心しました（笑）。

――　おそれいります（笑）。「人間の身体はその人による違いが大きくて、理屈では１＋１でも、答えは必ずしも２にならない」という話を、峰先生はよくされるじゃないですか。科学って、物事に共通の法則を見つけて、それに当てはめてバシっとロジカルに世の中を解釈していく考え方なんだろうと思っていたら、実際に携わる人は、むしろあいまいさを受け入れている。

峰　それはそうですね。物理学とか数学だったら、「これで決まり」と言えることもあるのでしょうが、医学というか、生物、生命、自然現象などを扱う科学って、複雑なシステムを相手にしていることもあって、なかなか、何らかの「1つの値」には定まらないこともあり、きれいに証明するのは難しいこともあるんですね。対象に多様性があり、ばらつきが生じ、「普通のこと」だからでもあります。

——　生物の研究はばらつきが生じて、明確な理屈、回答が得にくいのが「普通」。バシっと断言できたら、かえって何かおかしい、と。

峰　これを知っておくだけでも、新型コロナ関連のニュースを見る目が変わってくると思いますよ。「おいおい、こんなに断言していいの？」と思うことがしょっちゅうですから。

——　でも、断言するほうが聞く側は頼もしく感じますよね。医療・医学関係は断言がしにくい、というのを、具体例でお話しいただけますか？

峰　そうですね、「新型コロナに感染しやすい人」というのを定義しようとしたとしますね。Yさん、どうします？

——　えっ……。「感染した人、していない人を比べて、どこが違うかを探す」とか？

峰　そうですね。対象例との比較は研究の第一歩となる考え方です。しかし、感染した人としていない人は、それぞれ別の人の子どもですよね。別の場所、別の時期に生まれ、別の家庭で育ち、学び、職に就き、異なる友人、人間関係を持っている。リスクだって別、なぜなら生活パターンも全然違いますからね。人種だって違うこともある。そうなると、もともと異なる点が多すぎて、「何が要因か」なんてそんなに簡単にはわかりません。

―― それはできるだけ条件が似た人を揃えて……といっても難しいか？

峰　はい、それは研究のためにとても重要なことですが、個々の条件が本当にぴったり揃った人を見つけるのは、現実的には無理なのです。

―― ですよねえ。でも、それじゃどうするんですか。

人間相手のテストは「集団」でやるんです

峰　治療や医薬品の効果を確かめるために行う代表的な実験方法が、「ランダム化比較試験（randomized controlled trial、以下ＲＣＴ）」です。

―― 揃えるんじゃなくて、ランダム化するんですか？

峰　まず十分な、とてもたくさんの人を集めます。それをランダムにグループ「Ａ」とグループ「Ｂ」に割り振る。そうすれば、ＡとＢの集団全体では、それぞれの群では背景はほぼ同じ条件になる、と予想できます。

――え、なぜですか？

峰　たくさんの人を集めることで、生活パターン、年齢、病歴などいろいろな要素が集まっていくので、人数が十分ならば、ほぼあらゆる要素について、介入しようとしている部分以外はAとBで同様と考えてよい状況がつくれる、ということですね。

――あー、個人としてまったく同じ人はいない、けれど、集団として見るとほとんど同じ「背景」になるだろう、と。「集合人間Aさん」「集合人間Bさん」を設定するような感じですね。でも何人くらいいればそれが成り立つんですか。

峰　新型コロナ用ワクチンのRCTがそうでしたが、イベントの発生確率（この場合は新型コロナの感染）が小さければ、数万人ということも普通にありますね。

――うわっ。

峰　そして、Aには薬を、Bにはプラセボ、いわゆる偽薬を投与して、効果を見る。Aのほうに治癒した人が多ければ、その薬には効果があると言える。医薬品の試験の最終段階「第三相試験」は、この大規模なものです。

――大ごとなんですねえ。

峰　ということで、ヒトが対象の場合、多くのことについては「（ほぼ）同じ条件で揃えた人」で

「感染する・しない」とか、「薬が効く、効かない」の実験をするだけでも、現実的にかなり大変なことになるんです。手間も、資金もいる、時間もかかる。

――なるほど、ああ、だからマウスとかの実験動物を使って条件を揃えて、実際に効くかどうかを試すんですね。

峰 そうです。でも、マウスで効いたからヒトにも同じように効くと思います？

――それ実は内心疑問だったんですけれど、マウスとヒトとでは、大きさも作りもけっこう違いますよね。

峰 はい。「マウスに効けばヒトにも効く可能性はある」けれど「ない可能性もある」。というか、効かないことが非常に多いです(笑)。違う生き物、違うシステムですから。

――えー。動物実験の結果はそのくらいしかアテにならないんですか。

峰 だって普通に考えてそうでしょう。

――あれ、でも、すでに「これは確かだ」とみんなが言っていることはどうなんですか。たとえば新型コロナでは「高齢者、基礎疾患、肥満のある人は重症化リスクが高い」と言われますよね。あれはどうやって調べてわかったんですか。

峰 これはRCTをしたわけではありません。実例、ものすごくたくさんのサンプルが集まって、だんだんわかってきたことなのです。

――サンプル、あ、実際に患者さんがたくさん出て、そこから「こういうことが言える」とわかってきたわけですか。

確率からは逃げられないさだめ

峰 そのとおり。で、ここからが大事なところです。

さっきの話でいえば、「肥満の方は新型コロナに感染したら必ず重症化するか?」と聞かれたら「リスクは高いです」と言うしかない。なぜか。特定の個人については、1+1=2のような単純なロジックは成立しないことがあるからです。肥満でも重症化しない人も現実にいる。でも、たくさんの患者さんを通して知見が貯まれば、集団として見たときに「重症化しやすい」ということがデータとしてわかる。

原因と結果を、データで理路だてて考えられるのであれば、専門家は「まずは間違いない」という自信を持って、言及することが可能になる。とはいえ、これも「確率」的な話ですので、例外が起きる可能性は常に残ります。医学、生物学の領域は、どこまで行ってもばらつき・確率がつきまとうわけです。

――そうか。確率として「リスクが高い」とは言えるけど。

峰 たとえば新型コロナが重症化するロジック、メカニズムが、すべて明確にわかっているわけではないんです。ですので、個別の患者さんの症状がどうなるのかを、確実に予測することは現実的にはできない。「あなたは高齢だから必ず重症化します」とは言えない。確率が高い、とは言えるけれど。

――医学の専門家は、集団や確率については自信を持って話せても、具体的な個々の事例については慎重になるんですね。逆に言えば、個別のことについて断定的なことを言うのは専門家〝らしくない〟わけか。

薬が認可されるまでの3つのステップ

峰　試験管の中やマウスの実験ならともかく、「背景因子」って言いますが、いろいろな環境の影響が絡み合う複雑な本物のヒト社会には、何らかの状況が起きるまでの間に「複雑な経緯」があるわけですよ。何がどの程度影響しているのかを調べながら、何を真実として、何を事実として見ていくか。これ、ものすごく大変なんですね。さっきちょっと触れた医薬品の「第三相試験」が実例としてわかりやすいと思いますので、もうすこし詳しく話しましょうか。

――第三相試験は、去年、モデルナ、ファイザーとビオンテックの新型コロナワクチン（メッセンジャーRNAワクチン、以下、mRNAワクチン）の開発の最終テストで行われて耳にするようになりましたね。

新しい薬が開発され世に出るまで

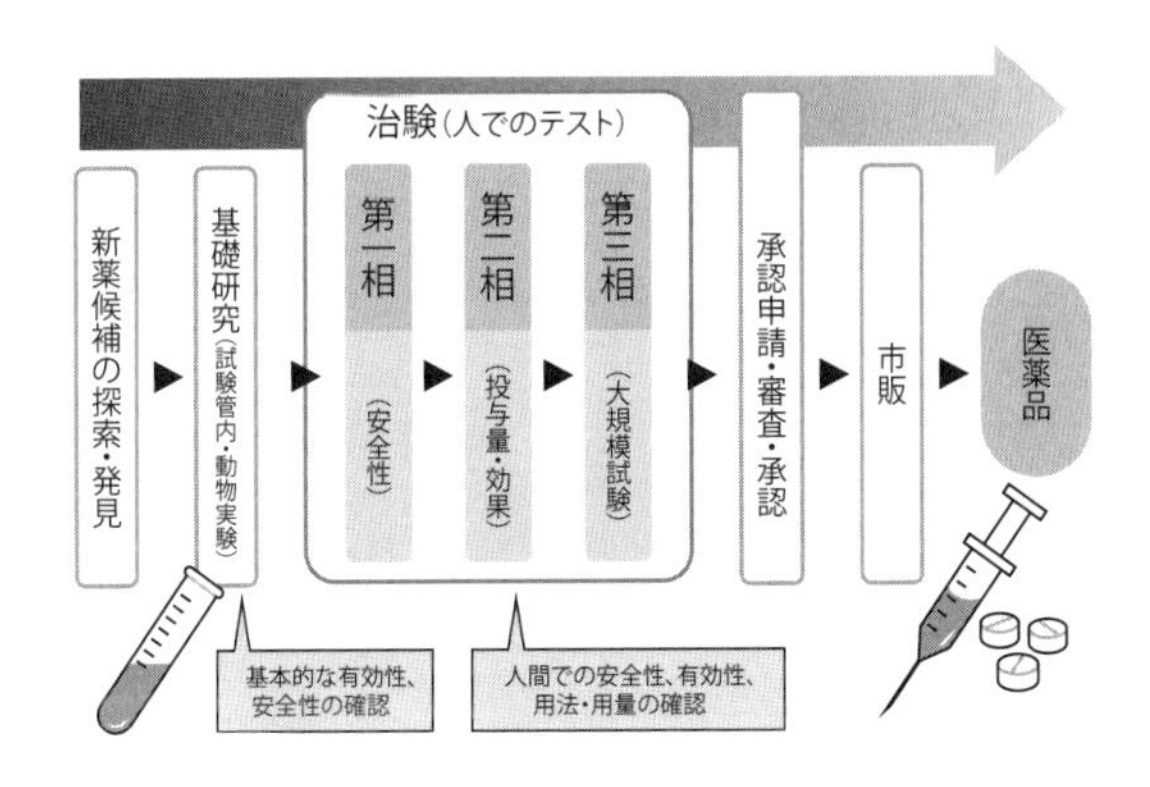

新薬は試験管の中、そして動物実験を経て人間でテスト（治験）を行う。開発から市販まで数年間かかることも決して珍しくない

峰　はい、ワクチンに限らず基本的に医薬品候補は薬となるためにこの試験をパスせねばなりません。大規模なランダム化比較試験、RCTです。

――ちなみに第一相、第二相はどんな試験なのでしょう。

峰　第一相は「臨床薬理試験」とも言われ、少数の健康な人に投与して、安全性やヒトの身体にどう取り込まれて排出されるかなどを調べる小規模なものです。第二相は「探索的試験」で、ターゲットにしている病気の患者さんに投与して、薬が有効かどうか、安全かどうか、どう使えばよく効くか、適切な投与量はどの程度か、といったことを調べる中規模なものです。

――そこで実績が出れば、いよいよ大がか

りな第三相試験に進めるわけですね。

峰　第三相試験は「検証的試験」とも呼ばれ、できるだけ多くの人数を集めて、実際の薬を投与するグループと、「プラセボ」と呼ばれる偽薬（または比較する治療薬など）を投与するグループを同程度の人数で設定し、ある程度長期間で結果を比較します。

人間の「思い込み」を徹底的に排除する

――薬としては第二相で十分では？　とも思えるのですが。

峰　第二相までは、もちろんばらつきはありますが、結局は「人為的に選択・管理した」対象ではあるわけです。どんなに人間が考え、工夫を凝らしても、予想のできない因子、背景は残ります。それがもしかしたら薬の影響と組み合わさって、思いも寄らないまずい結果につながるかもしれません。それになにより、効果を検証するには大規模な集団が必要ですね。

――それはそうか……。

峰　なので、多くの人を集めてランダムに割り振ることで、「結果として」生活環境やその他の条件が似た人が両方のグループにいるようにして、「分けた集団が集団としてどちらもほぼ同じ」状態を作って比較するんですよ。

――全体を一つとして見れば条件がほぼほぼ同じ、仮想の「集合人間」を用意するんでしたね。

そこに、薬を飲んだか飲まなかっただけが異なる状況を作り、効果を調べる。

峰　しかも、プラセボ群（場合によっては比較する別の治療法）を工夫して用意することで「自分は薬を飲んだ（飲まなかった）かどうか」すら、本人がわからないようにします。もっと言うと、医師など研究にかかわる他の人にも、どの人が薬を飲んだか飲まなかったかもわからないようにして研究する。これを「盲検化」といい、とくに医師などにもわからないようにすることを「二重盲検」といいます。これが正しいＲＣＴ、「ランダム化比較試験」です。

――　そこまでやるんですか。

峰　そこまでやらないと、人間は自分の思い込みから逃げられないということです。

――　おおっ。そういうことか！

峰　「薬を打ったんだから効くだろう、効くはずだ」という思いが人間にはどうしてもありますから。

――　いわゆる偽薬効果、ただの水でも薬だと思って飲むとヒトの身体はそれなりに反応してしまう、という。

峰　はい、思い込みは身体の反応だけではなくて、研究者の数字を見る目、時にはデータ処理にも影響を与えるんですね。だったら、思い込みが通用しない仕組みを実験に組み込むしかない。

――なるほど。つまり「人間は思い込みから逃げられない」と自覚しているのも、専門家の条件ってことですね。

峰　そのとおりです。

――よくわかりました。ここまでうかがって、ようやく最初の話に戻れそうです。

専門家のものの見方と、一般人の見方はどこが違うのか

峰　あ、戻るんですね（笑）。

――戻ります（笑）。そもそも、専門家と我々一般人の間には、ものの見方、考え方に、かなり大きなギャップがあることがよくわかりました。「新型コロナとワクチン」の話を我々一般人が正しく理解するには、「これはこうだ」という結論だけではなくて、その専門家の「ものの見方、考え方」までを知ることが必要になりますね。

峰　そう。専門家の知識・経験や背景と理路。そういったものがあることを理解していただくのは重要ですよね。そしてそれができれば、別の問題でも応用できる考え方を身につけることが可能になるように思います。違う意見、特に断片化した結論だけを聞くたびに上書きされてしまったり、振り回されたりしてしまうことも少なくなるでしょうから、なにより気持ちが落ち着くと思います。

――はい。ですので、まずは新型コロナとワクチンについて、峰先生の「正解」だけでなく「それを支える考え方」、つまり「なぜそれが正解だと考えるのか」についても教えていただけたらと思います。我々一般人とはどこが違うのかを踏まえて「ここまでの我々は正しかったのか」について、見解を教えてください。

峰　わからないことは「わかりません」、知らないことは「知りません」と言いますけど、大丈夫ですか。

――わからないことを「わかります」と言われるより百万倍いいですね(笑)。

峰　承知しました。だったらまずは「専門家の考え方」がわかる例がいいですね。何からいきますか？

――じゃ、「専門家から見て、新型コロナはかぜとどこが違う？」ってお題でいかがでしょうか。

峰　これはまた、えらいところから来ましたね(笑)。大変だ。

――えっ、そんなに大変なんですか？　実は「素朴な疑問」のつもりだったのですが。

峰　いや、けっこう大変ですね。が、わかりました。それではYさん、「専門家の見方」を知るならば、言葉を丁寧に扱うことから始めましょう。

――言葉を丁寧に？

峰　そうです。言葉を丁寧に、正しく用いることは極めて重要です。定義が定まっている言葉、誰が使っても同じことを意味する言葉を使うことで、思い込みによる誤解を避けることができ、議論や研究が初めてスタートできるからです。

——あ、はい。でもどこか間違っていましたか。

まず、言葉遣いはきっちりと

峰　「新型コロナはかぜとどこが違う」とおっしゃいましたが、新型コロナというのはウイルスの名前ですし、かぜは病気の名前、正確に言うと、「普通感冒」です。感冒とは「上気道に急性の炎症を起こす感染症」という意味の病名ですね。

——あー、はい。

峰　Yさんの言葉遣いの何が間違っていたかというと、病気の原因（新型コロナ）と、病気（かぜ）そのものを比較しようとしたこと、です。

——えー……でも意味はおわかりですよね。なんか峰先生、急に意地が悪くなってないですか（涙）。

峰　いや、専門用語を振り回して意地悪をしたいわけじゃないですよ（笑）。Yさんが言いたいのは、「新型コロナウイルスに感染することによって起きる病気」と「かぜ」の比較ですよね。新型コロナウイルスによる感染症は、「COVID－19（コビッド・ナインティーン）」と言いま

コロナウイルスの分類

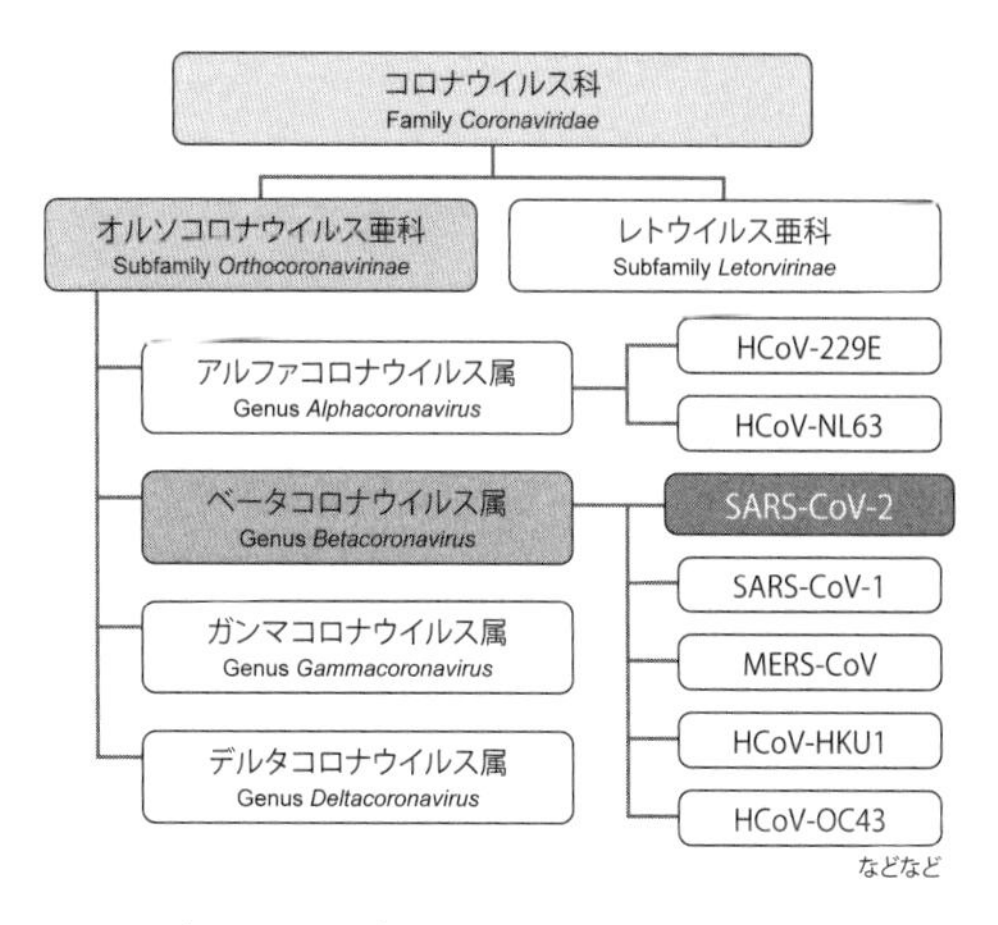

新型コロナウイルス（SARS-CoV-2）はSARS、MERSと同じグループ。H-CoV-229E、HKU1、OC43などは普通感冒（かぜ）を起こすコロナウイルス。

しょう。そしてかぜは従来から知られていた、いわば〝旧型〟コロナウイルスなどが引き起こす感染症の仲間です。コロナウイルス以外にもライノウイルス、アデノウイルス、RSウイルス、ヒトメタニューモウイルス、なんならウイルス以外の原因でも起きる病気です。

コロナウイルスの種類を整理しておきましょうか。ヒトに感染するコロナウイルスは、2020年末までに知られていたのが6種類、そのうちの4種類が普通感冒（かぜ）を起こします。普通感冒の原因の10〜35％がこのウイルスによるものといわれています。

そこに今回、世界を大混乱に陥れている新型コロナウイルスが加わったわけです。

より正確には「ＳＡＲＳコロナウイルス２（ＳＡＲＳ－ＣｏＶ－２）」と表記します。

――コロナウイルスも新型コロナウイルスも、起こす病気は「感染症」なんですね。ちなみに、「感染症」というのはどんな病気のことですか。

峰　細菌、ウイルス、真菌、寄生虫などの病原体が、体の外部から侵入することで引き起こされる病気のことですね。

――じゃあ、感染症じゃない病気というと。

峰　心血管疾患、慢性呼吸器疾患、糖尿病、がんとか、いわゆる「うつらない病気」ということになります。

――なるほど！

峰　じゃ、「普通感冒」と「ＣＯＶＩＤ－19」の比較を始めましょう。感染して発症した後の話からいきますね。

――ちょっと待った、感染＝発症、じゃないんですね？

峰　はい、そうです、違います。発症というのは文字どおり「症状が出ること」ですからわかりやすいのですが、「感染」がどこからかは定義も研究も難しい。でも両者は区別しています。

――ご説明の腰を折ってばかりですみません。続きをどうぞ。

峰　ウイルスは細菌と違って細胞を持たず、自分だけで増殖することができません。まずヒト

新型コロナウイルスの構造

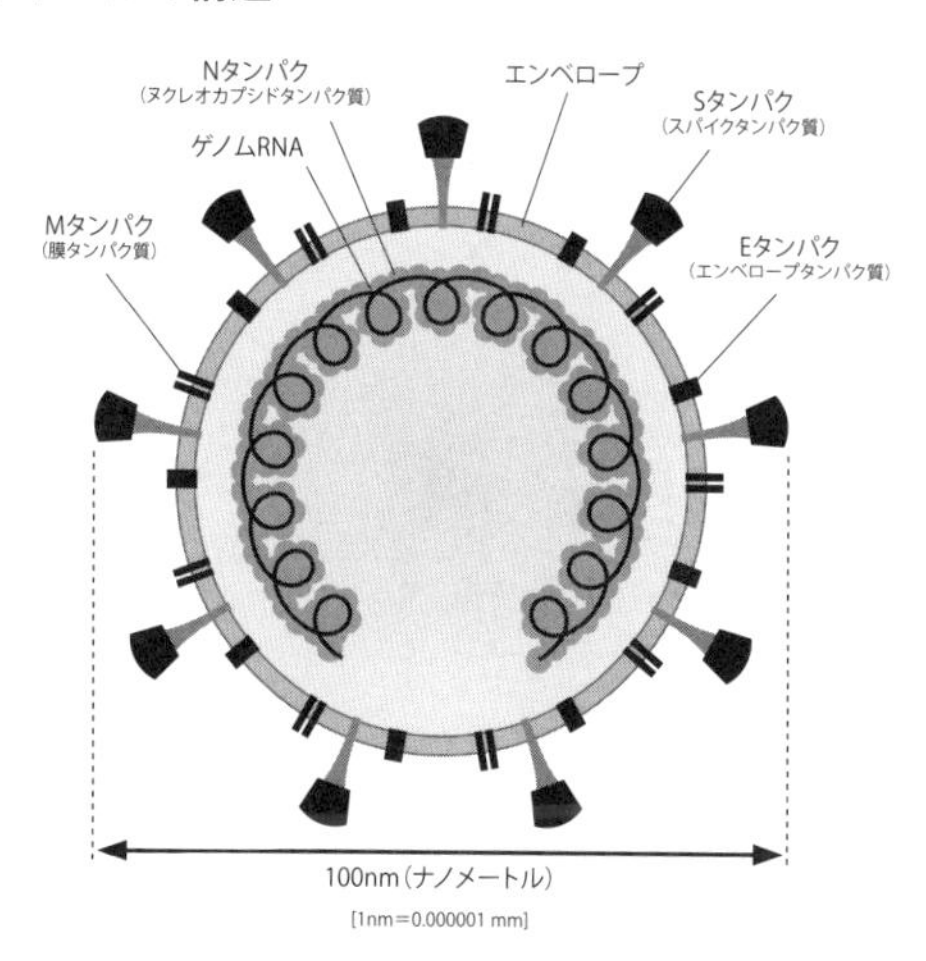

新型コロナウイルスは自身の遺伝情報が載ったRNA（ゲノムRNA）をNタンパクで包み、それを「エンベロープ」と呼ばれる膜でさらに包んでいる。

などの細胞にとりつき、中に潜り込み、ヒトの細胞のリソースを使って自分の遺伝情報（が載った物質）とタンパク質を増やします。

遺伝情報を載せているのは具体的にはＤＮＡ（デオキシリボ核酸）やＲＮＡ（リボ核酸）です。普通感冒のコロナも新型コロナもここは同じで、どちらもＲＮＡの形で遺伝情報（ゲノム）を持っています。

新型コロナの感染の流れとしては、「スパイクタンパク質（Sタンパク）」と呼ばれる、ウイルスの表面に飛び出ているトゲ状の突起で、ヒトの細胞膜の表面にある分子（レセプターという）にくっつくところから話が始まります。

―― 細胞の何にくっつくかはわかっているんでしょうか。

峰 このレセプターは「ＡＣＥ２」という分子であることがわかっています。ここは感染予防に重要なポイントです。

レセプターにくっついた後には、様々な過程があるのですが、結局は細胞内に侵入、自分の複製装置（ＲｄＲＰなど）を作りだし、展開してＲＮＡをコピーしつつ、細胞が持っている「リボゾーム」というタンパク質製造装置なども使ってＳタンパクなどを作り、さらに全体を包む膜（エンベロープなど）もヒトのものを利用して用意して、自分の複製をつくりあげます。完成したウイルスは感染した細胞の外に出て行き、他の細胞へ取りついて同じことを繰り返します。

―― １つのウイルスが、細胞に入るとざっくりどのくらい増えるんですか。

峰 これを正確に測定するのは難しいです。培養細胞（実験などのために、人為的に生物の外に取り出されている細胞）などでは、１回のサイクルで１００万倍とかそういうスケールになることもあります。これ、例によって幅のある数字ですし、試験管内と実際のヒトの体では大きく数値が変わる現象ですよ。

―― そんなに……。かぜのコロナウイルスと比較するとどうなんでしょう。

峰 わかりません。もちろん試験管内では比較できますが、実際のヒトの体内でどの程度の速度でウイルスが増えていくか、具体的に何個のウイルスになるか、などは本当にわからない。

新型コロナウイルスがヒト細胞に侵入・増殖する流れ

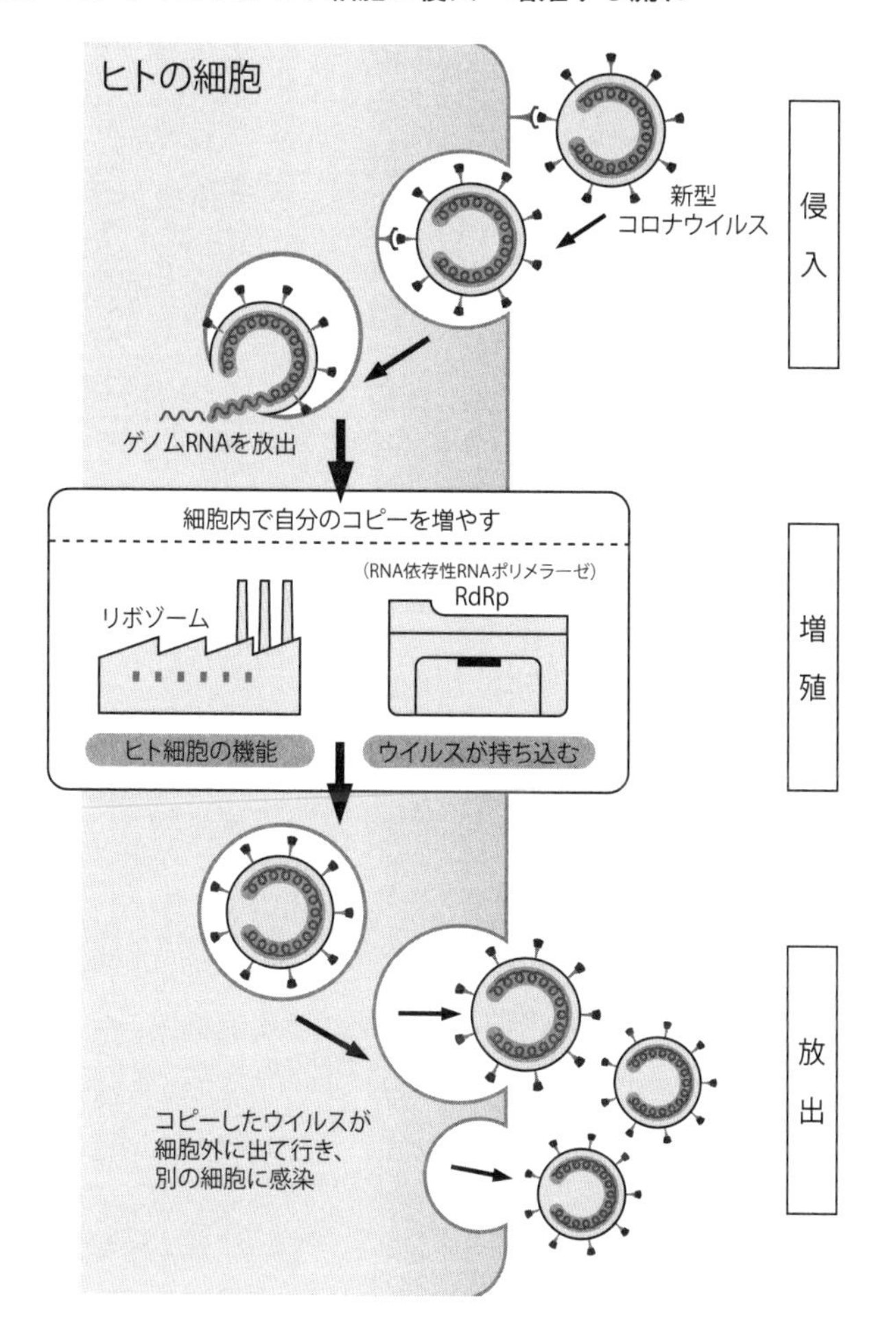

新型コロナウイルスは外側に突きだしたSタンパクでヒト細胞のレセプター（ACE 2）にくっつき、内部に侵入。包みを解いてRNA（ゲノムRNA）を細胞内に放出する。細胞の機能を使って自分をコピーして増やし、細胞外に出てさらに感染を広げる。

まだまだ「そんなの簡単にわかるでしょう」と思えることでも、未知のことは多いんですよ。

――うーん。では、ウイルスに乗っ取られた細胞はその後どうなるんですか。

峰　ウイルスの増殖のためにリソースを使い尽くされ、ウイルスが爆発的に増えることで内側から細胞膜が破れて、死んでしまう、そういうこともありますし、ウイルス生産工場として乗っ取られて、黙々とウイルスを作り続けていることもあるでしょうね。免疫細胞によって殺されてしまうこともあります。

熱や筋肉痛は、ウイルスのせいじゃない？

――ううむ。いずれにしても細胞が本来担っていた機能が損なわれるということですね。それで、発熱とか、倦怠感や筋肉痛、味覚障害といった症状が出てくるんでしょうか。

峰　それもありますが、症状が出るのはそれ以外の理由も大きいです。

――え、ウイルスそのものによる攻撃以外の理由、ですか？

峰　倦怠感や発熱などの反応は、身体の防衛機能が起こすもののほうが多いと考えられます。熱や痛み、「炎症」が出るのは、病原体と戦うヒトの「免疫系」が活発に活動することで生じるものので、免疫系が病原体をやっつける際の副作用のようなものです。

――ウイルスが直接、症状を起こしているわけじゃないのか。

峰　ええ。たとえば、ウイルスが何らかの成分を自ら出して鼻水を出させる、ということはまりありません。ウイルスが増えたことに対して免疫系が防衛・排除しようとするから鼻水が分泌されるわけですね。他にも熱が出るとか、のどが痛むとか、これはほぼ全部免疫の反応の結果です。

インフルエンザで「節々が痛む」とか言いますよね。関節痛が起こるというのは、インフルエンザのウイルスが関節まで行っているわけじゃないんですよ。

――そうなんですか。

峰　インフルエンザのウイルスは、鼻とかの上気道の部分で増えているだけのことが多いですから。それに対して免疫系が防衛……「免疫応答」と言いますが、応答するぞ、炎症を起こすぞ、と、「サイトカイン」や「ケモカイン」などの物質を体中に血液を介して流します。それに反応して節々が痛むだとか熱が出るだとかになるわけです。

――これは、かぜもインフルエンザもＣＯＶＩＤ－19の場合も同じですか。

峰　はい、熱に筋肉痛に倦怠感、くしゃみ鼻水鼻づまり、みな免疫系が戦っているために起こる身体の反応です。原理は一緒です。

――中国の報告で、新型コロナ感染者の8割は「無症状、あるいはかぜの症状や嗅覚、味覚障害」で治癒する、と厚生労働省の「診療の手引き」にありましたが、これはどういうことですか。

峰　免疫系が、様々な症状を出すまでもなく、早々に新型コロナを圧倒してしまったということになるのでしょうね。

――なるほど。なんだ、免疫だけで新型コロナを叩き出すことができるケースのほうがずっと多いんですね。そう聞くと思ったほど手強くない気がしてくるな。

本当にコワいのは免疫系の暴走だ

峰　でも怖いのは残りの2割の方です。新型コロナのウイルスは、免疫系との戦いに敗れて人体から排除されていくのですが、戦っていた免疫系が暴走を始めてしまうことがあるわけです。

――免疫系が暴走。

峰　実際には過剰防衛のようなものでしょうか。攻撃を止められずにやり過ぎてしまう。

――ええっ。せっかく新型コロナをやっつけたのに、そこで止まらないんだ。

峰　免疫系の細胞はサイトカインなどの、免疫系を活性化させる情報伝達物質を血液中に出すことで、自分の仲間を呼び集めて、病原体や感染した細胞を攻撃します。ところがウイルスが消え始めてもこのサイトカインの大量放出が止まらず、その結果、健康な細胞にまで影響が起こったり、時には自分の組織を免疫系が攻撃したりし始めます。

新型コロナが肺炎を引き起こすことはよく知られていますね。あれは、新型コロナがとりつきやすい細胞が肺にあり、そこで免疫系が戦った結果とも言えます。

――「新型コロナに感染すると血栓ができやすくなる」とも言いますよね。

峰　血栓は、血管内で血が凝固して塊になることです。血が固まるというのは、本来は適切に行われれば正常な反応で、この機能があるから止血もできるわけですが、間違って機能してしまうとケガや出血がなくても血栓ができてしまい、それが血流を阻害したり組織を傷つけたりする。

――血栓も免疫系のやり過ぎが原因なんですか。

峰　免疫系がかかわることもあります。そうではない場合もある。いずれにせよ、このような免疫系の暴走を引き起こす、サイトカインが出過ぎている状態は「サイトカインストーム」と呼ばれたりします。

――自分で自分を攻撃してしまうとは、恐ろしい。

峰　さらに言えば、レセプターのACE2は血圧の上下に関係する機能を持ち、身体のいろいろなところにあるので、新型コロナウイルスがどこに感染するか予測しにくい面もある。それに、サイトカインなどが血流を通じて全身に広がると、体中に免疫の反応、炎症が起き、多臓器不全にもつながります。全身状態が一気に悪くなり得る、他臓器にダメージが及ぶ、ということで、治療が困難になります。

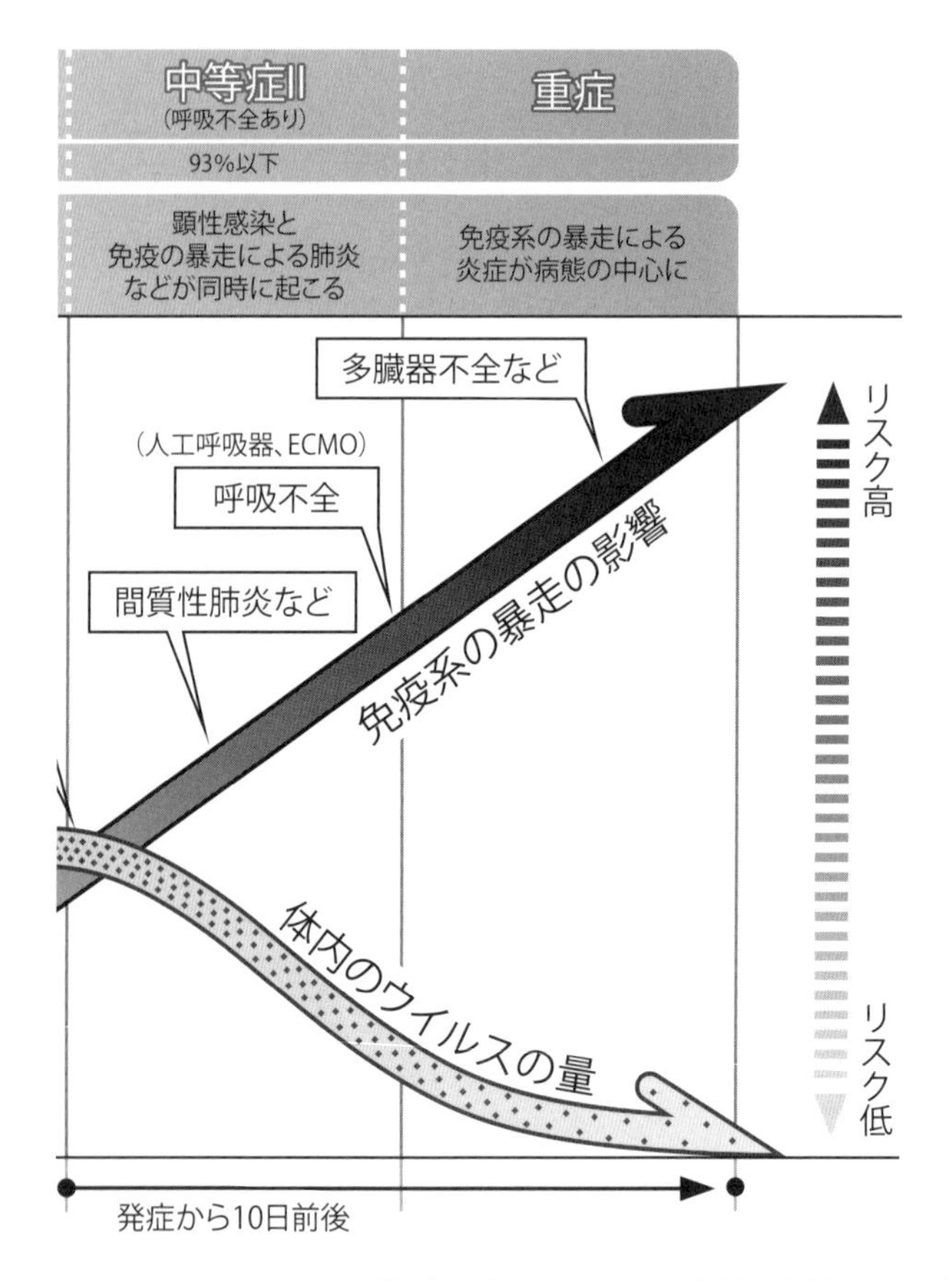

※図は病状の変化を伝えるためのイメージ、症状は代表的なものです

COVID-19は体内で新型コロナウイルスが増殖し、免疫系が反応することから症状が始まる。症状が出ない潜伏期間でも他者に伝染することがあるため感染が広がった。約８割は軽症で終わるが、ウイルスが排出された後も免疫系の暴走が止まらない「サイトカインストーム」と呼ばれる状態が起こると、症状が急激に悪化してしまう（厚生労働省「COVID-19診療の手引き第5_2版」を参考に編集部で作成）

新型コロナウイルス感染症（COVID-19）は２つの顔を持っている

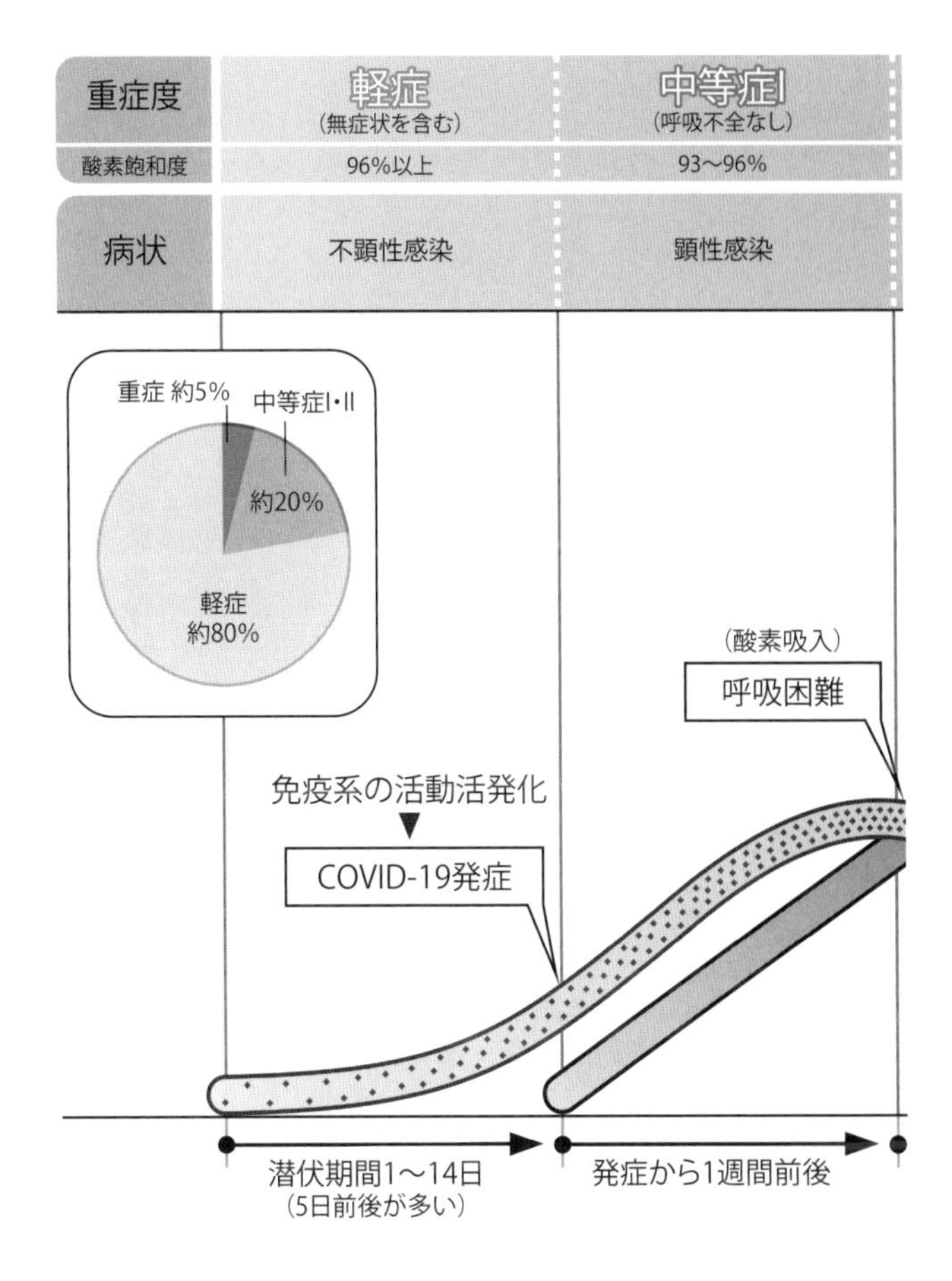

――新型コロナウイルス感染症、COVID－19は、ウイルスの感染症と免疫系の暴走の、2つの顔を持っているわけですね。

峰　「2つの顔」がどう入れ替わるかを見たのが前ページの図です。COVID－19の死亡症例には呼吸不全が多く、診断上の分類も呼吸器の症状を軸に行われていますね。

――日本の診療の区分では「中等症II」からが酸素投与が始まっていて、このあたりからウイルスだけでなく「免疫系の暴走」、すなわちサイトカインストームを抑える戦いが始まる、ということですね。このサイトカインストームはCOVID－19特有のものなんですか。

峰　いえ、以前から他の感染症や、炎症を伴う疾患でも起こることは知られているものです。今回も早くから、免疫の暴走がCOVID－19の重症化を引き起こすこともわかっていましたね。

ですが、「なぜ暴走するのか」「どうすれば止まるのか」などは、まだ分子メカニズムレベルでは正確にわかっていないことも多くあります。新型コロナは、なぜサイトカイン・ストームを引き起こしやすいのかについても、よくわかりません。今回のCOVID－19の感染者のなかで、高齢者、基礎疾患、肥満傾向などがある人が重症化しやすいことが知られていますが、その理由も不明です。

サイトカインストームは普通感冒、かぜではまず起きない症状ですね。ここは明らかに、病原体であるウイルスの差によって、病原体に対して身体が起こす免疫応答に違いがあるわけです。付け足しになりますが、COVID－19には後遺症（long COVIDなどと呼ばれる）の問題もあり、症状はかなり長引くこともあります。これも普通感冒ではあまり聞きません。

じゃ、なぜ「かぜと同じ」と言う人がいるのか？

――こうして聞いていくと、どこが普通感冒と同じなんだ、と思いますね。というより、どうして「かぜと同じ」なんて話が出ているんだ？

峰　そうですね。まずはかぜのコロナウイルスと新型コロナウイルスが、感冒、すなわち上気道にいろいろな症状を引き起こす病原体の仲間であるという点では同じ、ということからでしょうね。そして、感染初期の状態、8割の回復者だけ見れば、たしかに「普通感冒と同じ」と感じるきっかけとなるような部分はあるし、実際、普通感冒かCOVID－19なのか、見分けるのは大変な場合もあるからでしょうか。

でも、同じところだけを見て「だから（全部）かぜと同じ」というのはおかしい。一部はよく似ているかもしれない。かといって全部が同じでは全然ない。限られた部分だけを見て全体を判断してはダメです。やはりここにも認知バイアス、人間の認知のクセが働いているように思えますね。

わたしたちがやりがち、「一部で全体を判断」

――一部を見て全体を判断すると、かぜと同じに見える。なるほど。

峰　とてもありがちですよね。

――これって、よく「オレの知り合いはヘビースモーカーだけど健康だ」とか、「オレはあの健康飲料を飲んでいるから調子がいい」とかの、「誰々さんはこうだった」話があるじゃないですか。

峰　ありますね。

――たとえば自分が、あるいは身近に、新型コロナにやられたけど軽症で済んだ人がいる、とかだったら、つい「新型コロナなんてたいしたことないよ」と言いたくなるでしょうね。

峰　そういう話を聞いて、Yさんが専門家だったらどう判断しますか？

――ふ〜ん、「オレの知り合い」って何人いるの？　健康飲料以外にどんな背景因子があるかわかったもんじゃないよね。1つや2つ、いや100や200のサンプルで決めつけるんじゃないよ。仮想の集合人間を作れるくらいサンプル集めて、ランダム化比較してから物を言えょ……なんちゃって（笑）。

峰　なかなかそれらしくなってきましたね（笑）。でもまあ、おそらく「COVID－19なんて、かぜだよ」と言っている方の本当の気持ちは、「確率からいったら8割はかぜか無症状なら、事実上かぜと同じだろう」と思っている、いや、「思いたい」んだと思います。それなら、マスクをしなくてもいい、3密回避や自粛をしなくてもいい、と自分に都合良く考えることができますから。そのほうが実益もあるように思える。そうやって自分の思考を曲げて正当化し、補強してしまうのかもしれませんね。

――そういうことか。

峰 でも残念ながら、感染した2割もの人が中等症II以上になるのは大問題です。2割って相当多いですよ。

感染者が抑えられている状態でも、ダイレクトに命の危険につながる呼吸不全への対応を迫られる患者が増えれば、人も設備も緊急で対応せねばならず、医療は逼迫していきます。そして感染が拡大したら、一気に重症者の絶対数が増えていくわけですよ。

――そうか、比率は同じ2割でも数が増えれば、医療機関のキャパシティが持たない。

峰 実は残る8割も、「自覚症状がないまま外を出歩いて、他人に感染させる」という大きなリスクを抱えています。

新型コロナは無症状の潜伏期間（1日～2週間とされる。発症まで5日前後が多い）が長く、発症前に他人にうつす確率が高いため、比較的すぐ症状が出るインフルエンザなどより感染者が動き回るので広がりやすい、と考えられています。

「この死者数で騒ぎ過ぎ」という人が見落としていること

――関連してもう1つ。日経ビジネス電子版の記事に寄せられたコメントでこういうのがありました。

> 年間1万人（そのうちほとんどが高齢者、基礎疾患あり、肥満）しか死なないのに、そこまでする意味がそもそもわかりません。日本人は毎年130万人死んでます。死因としては1%以下ですよ。コロナだけ妙に特別な対応をしすぎではないでしょうか？
>
> （※投稿していただいたコメントをそのまま引用しています）

――これはネットなどでよく見るご意見ですが……。

峰　まぁ、まず、ポッと出の新たな病気が、1%「も」の死の原因になることは大変な事態なんですが、その感覚は一般の方にはわからないかもしれませんね。数字のとらえ方の尺度をお持ちでない人にはなかなか伝わらない。

そして「そこまでする意味」の「そこまで」というのは、3密回避とかマスク、感染予防策の話でしょうね。この方のご意見も、まさか「COVID-19で苦しむ人がいても放置しておけ」というわけではないでしょうから。さっきの重症化する方の比率の話は、比率は小さくても「絶対値」は大きくなる（感染者が増えれば比率は同じでも絶対数が激増する）ことを無視していましたが、こちらは、現状講じられている対策の効果を無視していると思います。

新型コロナに限らず、感染症の最大の問題は伝播性です。1人が5人にうつす可能性があれば、その5人がそれぞれ5人にうつして……と、あっというまに感染者が増えていく。幾何級数的に増える。

――最初の1人から3回感染で、ええと、5×5×5で125人、次は625人、次は3125人、このあたりまでは「そんなものかな」ですが、ここから一気に恐ろしいことになりますね。次が1万5625人、そして7万8125人、8回目で39万625人。そして、195万3125人、10回でとうとう976万人と、ほぼ一千万人になりました。次に感染すると日本国民の半分弱、12回で計算上は人口を超えちゃう、という。

峰　最初は増加カーブが緩く見えるのですが、一気に増えるのが指数関数の恐ろしいところです。減るときも急激に減り得ますが。「第5波」の動きがまさにそういう形ですよね。

マルサスの人口論って、聞いたことありますか？　人口は幾何級数的に増えるけれども、資

新型コロナウイルス対策の基本的な考え方

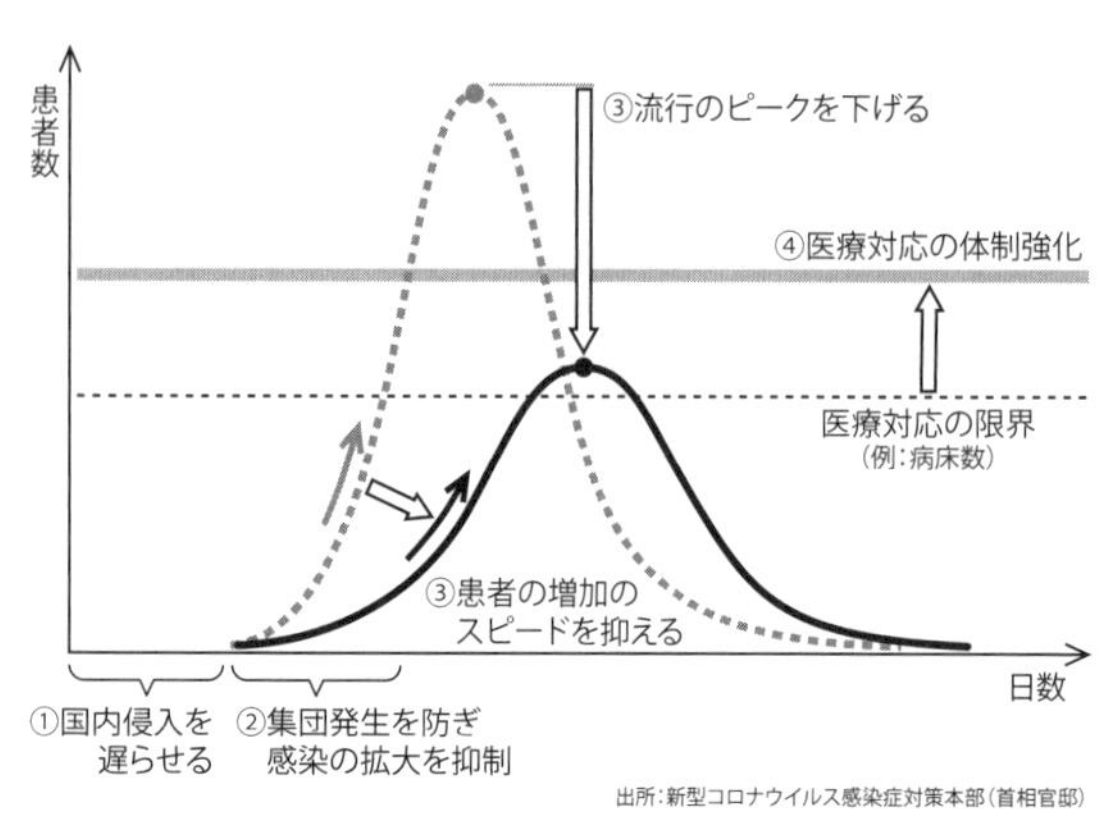

（出所：首相官邸、2020年2月24日の専門家会議配付資料より作成）

源・食料は加算的にしか増えない……という。あれと同じです。患者は幾何級数的に増えるけど、医療資源や対応する仕組みは加算的に少しずつしか増えないので、あっという間に凌駕（りょうが）されてキャパオーバーになり得る、ということですよ。

―― 感染者数のグラフを見ても、立ち上がりも下がりも急峻。だから、「カーブが立ち上がる前に叩く」ことが決定的に重要だと。とにかく初期消火だと。

峰 そう。そして現状は、この方が言う「そこまでする」対策によってカーブの立ち上がりを抑え込んでいるから、年間1万人台の死者で済んでいる、と考えられるわけです。

――「特別な対策」をして、早めに叩いて

いるから、1%で済んでいる。

峰　そういうことです。

――初期消火に失敗すれば感染が一気に広がり、そうなったら、致死率は低くても全体数が増えることで重症者、死者の絶対数も跳ね上がる。

峰　その過程で、医療機関が対応できなくなって、他の病気への対策も取れなくなっていくことになります。

――右ページの図は首相官邸が出した新型コロナウイルス対策の基本的な考え方の説明ですが、これを見ても、流行の初期に叩くことで、患者の増加のスピードを抑え、ピークを下げることが目的になっていますね。その一方で、医療体制も強化しておく、と。

峰　ということで、かぜやインフルエンザとは伝播性も症状も全然違います。自粛を含む多くの対策、ワクチン接種と、いまだかつてない対策下での数字を見て、「たいしたことない」「インフルエンザよりも被害が小さい」のだと判断することは、本物の「専門家」ならば、しません。第一、この死者の多さはどう見ても〝普通〟ではない。

――現状での「死者数の少なさ」を言う人は、現状が「抑え込んでこの程度」ということを理解しているかどうか、と、そもそもどのくらいの人が亡くなると「多いか」という基準がずれている、ということですね。これもつまるところ「いま・ここ」の数字だけじゃなくて、その背景、その数字になっている理由をちゃんと理解しようとしているか、ってことですね。

峰 そのとおりです。「ファクト」と「ナンバー」と言いますが、事実と数字、は大前提ですし、そのとらえ方、評価法というのは、理路と経験・前提知識などにも大きく依存します。

―― うん、よく言う「エビデンス」ってやつですね、大事ですね。

峰 おっと。

―― はい？

ただ数字で黙らせるのもよろしくない

峰 その「エビデンス」（evidence、科学的根拠などと訳される）という言葉は、使い方がとても難しいのです。むやみに使って相手をぶん殴る困った人がいるのも問題なのですよ。とても大事なところなので、あとできっちりやりましょう（188ページ）。

数字や科学的根拠を基にして話すのは大事ですし、説得力もあります。だから正しく使わねばなりません。そして一方で人間としては、「自分の大切なものを数字だけで語られてはたまらない」という気持ちになることもありますよね。

―― 数字としては少数派かもしれないけれど、でも軽く扱ってほしくない、と。

峰 そうですね。大きな数字を以て小さい数字を黙らせる、という物言いは極力避けるべきでしょう。ムダにこじれるだけです。早い話が、どんなに確率が低かろうが、自分のこと、家族のことだったら、誰だってそんなことは何の関係もないという気持ちになるわけです。たとえば、自分の子どもの新型コロナ感染について考えるときです。

――あ、小さい子はCOVID-19にかかっても安心なんですよね、症状も出ないことがほとんどだとか。

峰　医師の池田早希さん（小児科専門医、米国小児科専門医、アメリカ熱帯医学学会認定医、9歳男児の母）がWebの記事で、こう話していました（一部を抜粋）。

> もちろん人種間の差や肥満率の差、感染対策や文化の違い等がありますので、単純に日本の状況に当てはめられるわけではありませんが、アメリカのデータで見ると（デルタ以外も含む）、小児が感染しても軽症や無症状が多いのですが、うち1%が入院が必要で、0.01%が亡くなっています。大人と比べたら重症化・死亡率の割合は低いですが、それが「自分の子どもだったら…」と思うと、あまりにも悲しい事実になってしまいますよね。
>
> 重症化のリスクとなるのは1歳以下と持病（肥満、喘息などの呼吸器疾患、免疫不全、糖尿病、神経の病気等）のある小児です。ただ、持病の無い小児でも重症化することがあります。去

年夏までのデータですが、亡くなったお子さんの25%は持病が無い人でした。アメリカでは2020年からいままでに亡くなった小児（0〜17歳）の数は、約400人（※全体の死者数は約5万人）と発表されています。

子どもの『デルタ変異ウイルス』感染が急増…感染力や重症化などの不安に医師が回答
https://gendai.ismedia.jp/articles/-/86869?page=5

――……こう説明をうかがうと、人から聞いた話を丸呑みして「ナニナニは安心なんだよ」と他人に軽々しくいうのは憚られますね。

峰　そうです。公で発言する際には、自分の発言にどんなリスクがあり、それを人にうっかり信じ込ませていいのか、ということを意識できる人でなければ、「専門家」として発言すべきじゃないし、周りの人も、「毒かも知れないまんじゅうを迂闊に呑み込み過ぎじゃないか」とは思います。

まとめ

人間相手の話は、「全体」と「個人」を分けて考える

人間は人によって違うところが多過ぎるので、「ワクチンの副反応」や「薬の効果」、「重症化するリスク」などはどうしても「集団におけるおおよその確率」でしか言えない。こうした話題で「絶対に」「間違いなく」と断言する話は疑わしい。

新型コロナはかぜと似たところもあるが、リスクは比べものにならない

新型コロナウイルス感染症（COVID-19）は、初期症状はかぜと似ている。しかしこの感染症は、人間が持っている防衛システム「免疫」を暴走させやすい性質を持っている。暴走が始まると免疫が自分の身体を攻撃し始めて、あっという間に重症化してしまう。

とにかく大事なのは、早め早めに流行を潰すこと

感染に気づかず動き回る人が多いので、油断すると一気に流行する。今、被害が少なくて済んでいるのは、ワクチンに加え、3密対策などたくさんの予防策を重ねて抑え込んでいるからだ。警戒し過ぎもよくないけれど、対策を緩めるのは慎重に。

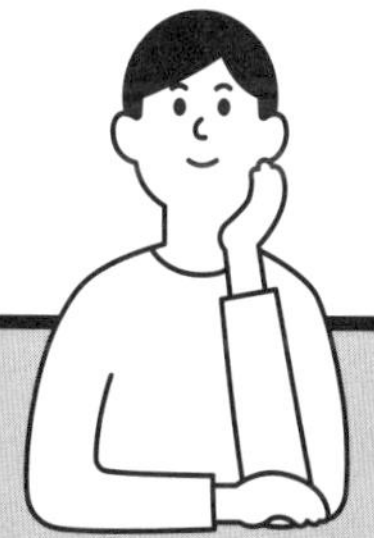

【この章を読んだら読みたい】
『Dr.岡の感染症ディスカバリーレクチャー 新型コロナウイルス COVID-19特講 2021』
（岡 秀昭著　中外医学社　2021年1月25日発行）
「第3波」のただ中で書かれたCOVID-19診療最前線の本。医療関係者のための書籍なのですが、記述が平易で、かつ、現場の率直な声が持つ圧が伝わるため、なぜCOVID-19が危険な病気なのかが、自分のような門外漢でもしっかり感じ取れます。医師がどんなデータを基にどう判断するのかを知りたい方にお勧め。岡先生によれば、すでに最新の情報ではない部分もあるとのことながら、価値は減じないと思います。（編集Y）

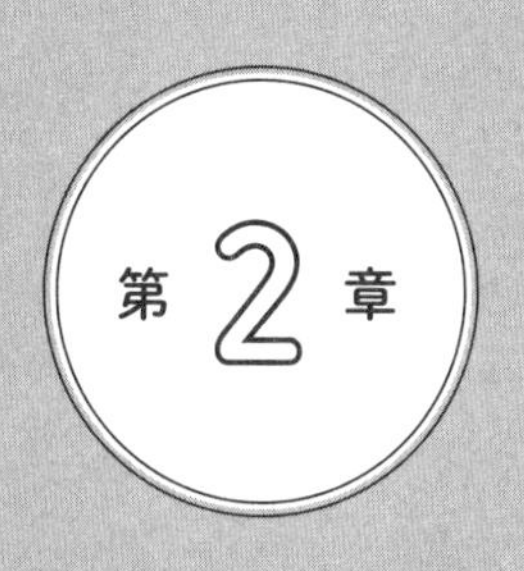

いよいよ登場、治療薬が効くメカニズム

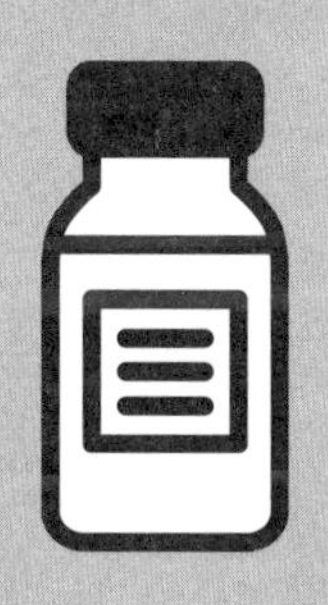

治療薬があればワクチンはいらない？

――さて、かぜ（普通感冒）とCOVID－19の違いがだいたい理解できたところで、治療法にいきましょうか。

峰　はい。人類が新型コロナと戦う医薬品としては、大きく分けて予防薬としての「ワクチン」と、発症したあとに使う「治療薬」があります。ワクチンの話はひとまずおいておいて、先に治療薬からいきましょう。

新型コロナの治療薬はざっくりと分けると、「ウイルスを殺す、増殖を止める」薬と「免疫系の暴走を抑える」薬があります。このほかに「感染を予防する」薬も考えられますが、現状ではワクチンがその役を担っています。なので、「抗ウイルス薬」と「抗炎症・免疫抑制薬」の2つを見ていきます。

――ふむふむ。さっき勉強した、「ウイルスと免疫が戦っている」段階と、「ウイルスはいなくなりつつあるけれど、免疫系が自分の身体に悪さを及ぼしている」段階、それぞれに対応するわけですね。待てよ、ウイルスと免疫、両方と同時に戦うこともあるんでしょうか、その場合は薬も併用するんですか？

峰　ありますし、併用します。

――なるほど。

峰　話に入る前に、ここでも言葉の定義をしっかりして概念をつかんでおくと理解が早いです。新型コロナウイルス感染症、COVID－19は、「急性ウイルス性感染症」というくくりに入る病気なんですね。「急性」で「ウイルス」が原因の「感染症」（32ページ）。

――よく「急性」と「慢性」って聞きますけれど、どういう意味なんでしょうか。

峰　慢性というのは、期間の長さを指すことが多いです。感染症の場合には、病原体がヒトの体に比較的長く残り続けて、長期にわたって悪さをする、というようなものです。たとえば、ウイルス性肝炎ですね、B型肝炎、C型肝炎とか。ウイルスが長い間、それこそ普通にいけば一生、体に残って肝臓に炎症を起こす。それからHIV＝ヒト免疫不全ウイルスが起こす感染症。さらに、私が専門にしているヘルペスウイルス属もずっと体にウイルスが残る「慢性ウイルス性感染症」です。

一般の方が思い浮かべる感染症といえば、問題になる症例の多くは「急性細菌性感染症」なのかなと思いますね。個人的な印象ですが、感染症の専門医もこの分野に特に強いという方が多いです。細菌を叩く「抗生物質」の使い方のプロ、という面が強く現れてきたりもします。

――感染症には、ウイルスが原因のことも、細菌が原因のこともあるわけか。

峰　真菌性、寄生虫性も忘れてはいけません。

――うう……字からして気持ち悪い。真菌、ってなんですか？

峰　カビの仲間ですね。白癬菌が起こす水虫とかが真菌性感染症に当たります。感染症の症状は、ともかく何らかの病原体が身体に感染していることで生じているわけです。それをやっつけるには、それが細菌、真菌であれば抗生物質・抗真菌薬、寄生虫は寄生虫駆除薬ということになります。

細菌よりもウイルスはやっつけにくい

――細菌、真菌、寄生虫には打つ手がわりとはっきりしているんですね。なぜですか。

峰　ウイルスと違って、細菌、真菌、寄生虫というのはヒトの細胞の中に入り込まなくても増えることができます。ヒトの体の中ではあるけれど、基本的には細胞の外で、自分で栄養分を摂って自分自身の仕組みでがんがん増えると。なので、ヒトには作用せず、病原体にだけ効くような薬を投与すれば、わりと簡単に殺すことができることもあるわけです。

――え、どうして簡単に殺せるんでしょう？

峰　どうしてかというと、ヒトの細胞と細菌や真菌はいろいろなところが大きく違うわけです。作られている物質が違う、代謝の仕組みが違う、増えるメカニズムが違う、みたいに。だから「ヒトの細胞に悪影響を与えずに、細菌だけに効く」という薬が比較的作りやすい。たとえばヒトの細胞の表面、細胞膜にはない成分で、細菌の表面にはある成分を壊すような薬を開発すれば、標的になる細胞だけを破壊できる。

――なるほど！　でもウイルスはヒトの細胞に潜り込むからやっつけにくいんですね。

峰　話を急がずにじっくり理解を積み重ねていきましょう。

まず、ＣＯＶＩＤ－19も含まれる「急性ウイルス性感染症」には、他にどういったものがあるかというと、一番有名なのがさきほどから出ている普通感冒、かぜですね。コロナウイルス、ライノウイルス、アデノウイルス、ヒトメタニューモウイルスとか、いっぱいいろいろな種類のウイルスがあって、これが「急性上気道炎」というのを起こすわけです。たとえば「喉頭炎」などになる。

――喉頭の炎症で、喉頭は上気道にあるからか。よく聞く「気管支炎」は下気道の炎症か。あ、肺の炎症だから「肺炎」ね、なるほど……下というか、奥にいくほどシビアな病気になることがわかります。

ヒトの呼吸器の位置と名称

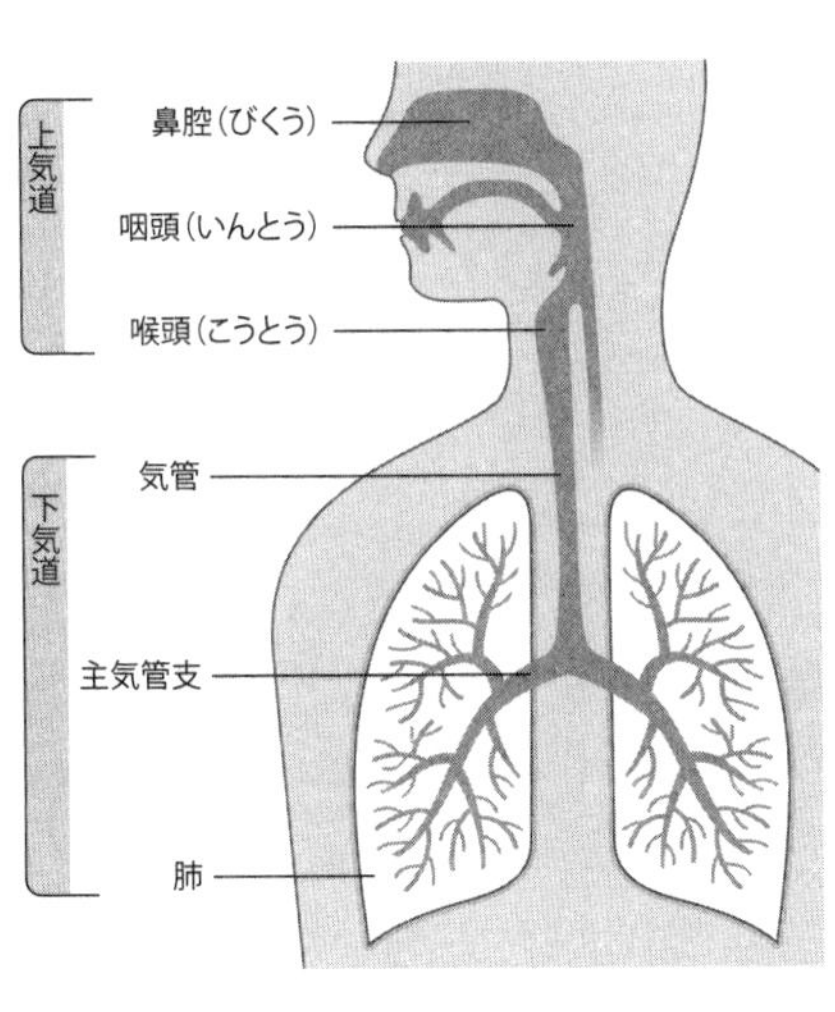

峰　上気道というのは鼻、口からのどにかかるくらいの、肺までつながる空気の通り道ですね。肺までいくと下気道ということになるんですが、かぜのウイルスは、上気道の細胞に感染し、炎症を起こして鼻水だとか、のどの痛みだとか、せきだとかの症状が起きます。そしてだいたい1～2週間くらいの間に、身体からかぜのウイルスは排除される。

――　熱や鼻水などの症状は、その排除の過程でヒトの免疫系が起こしていることなんでしたね。

峰　そうそう。それからインフルエンザというのも急性ウイルス性感染症です。かぜの場合と同様に、ウイルスは体内に長くはいないわけです。一過性で、反応した免疫系が炎症をわーっと起こす。場合によっては肺炎だとか、全身性の感染を起こして、やがて免疫との戦いに敗れて消えていく。さらにいえば、風疹なんかも急性ウイルス性感染症なんです。一度ぱっとかかって、体中に悪さをして皮膚にぷつぷつがいっぱいできるわけですね、リンパ節が腫れたりもするわけですけれども、熱が出て、そしてウイルスが体から排除されて終わり。

――　なるほど。

峰　そして、今回の新型コロナウイルス感染症、ＣＯＶＩＤ－19も急性ウイルス性感染症なわけです。感染してわーっといろいろな症状を起こし、その後2週間から3週間の間に、体の中からウイルスは排除される。

――ウイルス自体は身体からいなくなる。

身体に居座るやっかいなウイルス

峰　一方、「慢性ウイルス性感染症」、肝炎とかＨＩＶとか、ヘルペスの場合は、初めての感染のときに熱を出したり、症状を起こしたりすることがあるんですけれども、その後、ウイルスは排除されずに体の中に残るわけです。何も症状を出さずに潜んで、たまに目覚めて悪さをしたり、または、ずっと炎症を起こしたりするんですよ。特に肝炎ウイルスの仲間なんていうのは、肝臓に常に炎症を起こすことによって、ウイルス性肝炎というのを惹起して、肝臓の線維化が進んで肝硬変になって、肝硬変が進むと肝細胞癌といって癌が出てくる。ＨＩＶは「ヘルパーT細胞」という、免疫の司令塔のような細胞などに感染し、細胞を少しずつ殺しながら増えていくわけです。ヘルパーT細胞の数が年々減って、10年ぐらいでほぼゼロになっちゃうんですね。そうすると、免疫機能が著しく低下して他の病気を発症する。

――免疫の司令塔に潜り込むとは狡猾ですね。

峰　狡猾なんですよ。ＨＩＶは手強いです。

別のウイルスで私の研究テーマでもあるヘルペスのウイルスの1つであるＨＳＶ－1は、口唇なんかにつながる神経節に潜んでいるんですね。三叉神経節というところに入り込んで、疲れやストレスで体調が低下する、つまり免疫機能が低下すると、しめたとばかりに活動を再開して、症状が再発するんです。

――どいつもこいつも。

峰　と、ウイルスの種類によって感染症にも急性と慢性とがあるわけですけど、現状で何が違うかというと、人類はウイルスを直接叩く薬を複数持ってはいるんです。

――持っているんですね！

ＨＩＶさえ叩けるのに、インフルエンザは難しい理由

峰　はい。たとえばヘルペスウイルスに対しては「アシクロビル」とか「ガンシクロビル」とか、「ホスカルネット」という薬があって、ぷちぷちが出てきたときとか、血液中にヘルペスウイルスが大量に出ている場合は、その薬を飲んだり点滴したりすることでヘルペスウイルスを抑えることがある程度できる。

Ｃ型肝炎に関しても、最近は完全に体からウイルスを駆除することができる、つまり慢性ウイルス感染症をなくしてしまうというお薬さえあります。直接作用型抗ウイルス薬（Direct Acting Antivirals：ＤＡＡ）と言いますね。

ＨＩＶに対しても研究は進んでいて、ＡＲＴ（アート、Anti-Retroviral Therapy）という、複数の

薬を用いた治療法が確立されています。ＨＩＶが自分を増やすときに使う核酸、ＲＮＡなんですけど、ＲＮＡを転写するのを妨害する「核酸アナログ」というのを入れたり、「プロテアーゼ」という、ウイルスが自分のタンパク質の成分をプロセシングして、適切な部品に作り替える、そういう作業を阻害する薬。これを2剤から4剤とか併用して飲むんですね。これがＡＲＴ。

これによって、20代で感染した方でも薬を飲み続ければその後60年以上生きることができる、まったく普通の人と同じようにウイルスを抑えて生活ができるということになっているわけです。このように、慢性ウイルス感染症についてはいい薬をたくさん人類は持っている、と言ってよいと思います。

――「慢性」のほうはよくわかりました。さあさあ、そろそろ急性のウイルス性感染症の薬のお話を。

峰　はい。急性ウイルス感染症に対して驚くぐらいずばっと効く、ウイルスそのものを抑える「特効薬」というのは、我々人類は持っていませんでした。

――そんなことじゃないかと思っていました……あれ、でも、抗インフルエンザ薬ってありませんでしたっけ？

峰　はい、あれは微妙なところです。インフルエンザのお薬のほとんどは「ノイラミニダーゼ阻害薬」でした。新型コロナウイルスは表面にスパイクタンパク質（Ｓタンパク）が突き出しているわけですけど、インフルエンザの場合は主に2種類突き出していて、1つはヘマグルチニン（HA）ですね。もう1つがノイラミニダーゼ（NA）です。

ウイルスが細胞の中で増えて出ていくとき、ノイラミニダーゼを使ってぷちっと細胞膜を切るんですが、それを阻害するんですね。他にも「ゾフルーザ」という薬もあって、これはRNAの転写を抑えます。

――なんだ、あるんじゃないですか、急性の感染症を治すウイルスの薬。

峰 あるんですが、じゃあ、どのぐらい効くかという話です。どれも、「飲めばウイルスがすぐに体の中から消える、一切増えなくなる」という薬ではまったくありません。

――そうなんですか。

峰 ウイルスは増え続けるけれど速度が遅くなる、あるいは、ウイルスを体から排除する期間を多少短くするお手伝いをしてくれる。症状に対してはどうかというと、熱が出ている時間が24時間短くなるとか、そういう効き方。つまりばしっと治るというものじゃない。

死亡率、重症化率に関してはどうかというと、まあ、下がる。下がるんですけれども、たとえば重症化率5％のインフルエンザがいきなり0％になるとかそういうことじゃない。5％ぐらい下がるとか、そんな感じです。

つまり「切れ」が悪いんですね。「切れ」がいい急性ウイルス感染症に対する抗ウイルス薬というのは、これまで人類は手にしていなかった。

――ほう、それもまた興味深いですね。でもどうして慢性と急性でそんなに違うんですか。

峰　そもそも急性ウイルス感染症というのは、ウイルスが入ってきて1個の細胞に感染したとしますね。その1個のウイルスが1個の細胞内で、たとえばたった一晩で100万倍ぐらいに増えることもある。

――あ、慢性と急性では増え方がまったく違うからか！

峰　そう。そんな短期間に爆増する相手を、あとから薬で抑えられるか？　という話でもあるんです。

抗炎症薬は有望な薬がぞくぞくと

――うーん、なるほど。急性の感染症を起こすウイルスを薬で抑えるのが難しいのはわかりました。

峰　しかし、つい最近になって、新型コロナに関しては状況が変わりつつあるんです。その前に、新型コロナウイルスを叩く薬の機序、効く理屈を見ておきましょうか。

病状の進行からは順序が逆になりますが、COVID‐19の後半の症状、暴走する免疫系を抑える薬からいきます。免疫系が引き起こす、強過ぎる炎症を抑える薬、「抗炎症薬」と呼ばれるものの代表は「ステロイド」と呼ばれ、その中で「デキサメタゾン」が有効であるということがかなり早くわかりました。

膠原病やひどい肺炎など、きつい炎症の対処に従来も使われてきた、使用経験の多い薬なんですが、ＣＯＶＩＤ－19でも使ってみたら、適切な時期に適切に用いれば、肺炎などの炎症を抑えて病態を軽くできるということがわかった。現在も現場でよく使われています。

それから「トシリズマブ（商品名アクテムラ）」、これは免疫が炎症を起こすときに出してくる物質、サイトカインのひとつ、ＩＬ－６（インターロイキン６）の作用を抑えます。ＩＬ－６が免疫系の細胞とくっつくと活性化するんですが、それをくっつかないようにブロックする「モノクローナル抗体」なんですね。つまりは炎症を起こすことを抑えるお薬です。これもよく効く。

最近出てきたのはＪＡＫ（ヤヌスキナーゼ）阻害薬（トファシチニブ、商品名ゼルヤンツなど）。ＪＡＫという分子は、サイトカインによって受けた刺激を細胞の中で伝える役目を持っていて、ＪＡＫ阻害薬はその働きを抑えます。それによって、免疫系の反応を落ち着かせて、炎症があまり起こらなくなって病態が軽くなる。非常に有用だということで治療のガイドラインにも組み込まれました。

――続々と有望株が。

峰　はい、まだまだ新しい薬が見つかる可能性もありますし、最適な使い方はまだ模索されている部分もあって、これからも改善されるでしょう。

新型コロナウイルスを抑える薬もやっと有効打が

―― それじゃ、いよいよ前半戦、新型コロナウイルスそのものを抑える薬の話を。

峰 こちらはずっと苦戦続きだったのですが、やっと光明が見えてきました。まず、「モノクローナル抗体」、そしてモノクローナル抗体を複数同時に使う「抗体カクテル療法」です。

―― おおっ？ 抗体カクテルって、懐かしのトランプさんが大統領の頃、使っていませんでしたっけ？

峰 そうそう、あれです。あれはリジェネロンという会社のものでしたが、いま話題になっているのも同じ会社から輸入して、中外製薬（ロシュ・グループ）が提供しているものです。商品名「ロナプリーブ」。新型コロナのSタンパクにくっつく抗体をあらかじめ作っておいて、投与することでウイルスの感染・増殖を防ぐわけです。

ワクチンを打つと、体はワクチンに含まれているウイルスの部品に反応して、ウイルスの侵入、感染を防ぐ「抗体」を作ります。抗体は新型コロナウイルスが細胞にとりつくための突起、Sタンパクにぺたぺたとくっついて、レセプターにとりつく機能を妨害する。その抗体を工場で量産するんですよ、そして点滴・注射で体に入れてあげるんですね。

――つまりワクチンを打ったのと同じような状況を作れるということですかね。

峰 多少違うところはありますが、そのとおりです。これには入院抑制効果などがあることがわかりました。

――入院抑制効果？

工場で抗体を増やしてカクテルに

峰 感染した後でも、まだ軽症の段階、早めに打つことで重症化しにくくなる、つまり入院しにくくなるということがわかったということで、重症化予防効果とも言えますよね。

――「カクテル」というのは何なんでしょうか。

峰 モノクローナル抗体が2つあって、その2つを組み合わせた「カクテル」というわけです。

――なるほど。じゃ、そのモノクローナル抗体というのは工場でどうやって作るんでしょう。あ、新型コロナに感染した患者さんの身体から抗体を採ってきて、マウスで増やす、とかですか。

峰 いいえ、それは違います。体内で抗体を作っているのは免疫細胞の「B細胞」ですが、1つのB細胞は1種類の抗体だけを作ります。そこでまず、効きそうな抗体を作るB細胞を患者さんなどから見つけてくる（「抗体ハンティング」なんて言ったりします）。そして、目的の抗体を作るB細胞から、抗体を作る部位の遺伝子情報をとってきて、DNAに載せます。さらにその

ＤＮＡを「チャイニーズハムスター卵巣細胞（ＣＨＯ細胞）」という細胞株、これはずっと増え続ける性質を持つんですが、こういった細胞の中に入れます。そうすると、この細胞株はどんどん目的の抗体を作るようになるわけです。これで、１種類の抗体をクローン化、すなわちモノクローナル抗体として量産することが可能になる。

――試験管の中でですか？

峰　大きい培養タンクの中でやるんです。その抗体を集めてきて精製すると、抗体がタンパク質の溶液や粉として得られる。それを水に溶かして注射しているんですね。

――２タイプの抗体を組み合わせるのはどうしてでしょう。

峰　抗体によって新型コロナウイルスのＳタンパクにくっつく場所が違うんですよ。２種類ある分、よく効くということです。

――これってつまり、ワクチンを後出しで打てるみたいなものでしょうか。だったらすごく便利ですね！

峰　うーん、でも、たとえばロナプリーブの抗体がウイルスにくっつけるのは２カ所だけなんですよ。抗体が２種類だけだから。ワクチンは、その成分を取り込んだ細胞が、たとえば体の中の１００カ所とかでいろいろな抗体をつくるわけです。

――えっ？　あ、そうか、免疫がやっているのは、「Ｓタンパクに対する抗体を１種類だけつくる」、ということじゃないんですね。

峰 そうです。もし1種類だったらそもそも「抗体カクテル」なんてあり得ないわけですし。

―― そうか、そうか。

峰 ヒトの免疫系、B細胞からは、Sタンパクのいろいろな部分に反応する、いろいろな抗体ができて、よく効いたり、効かなかったりする。効率には差があるけれど、やっぱり人間の身体で作るほうがずっと幅広く抗体ができますので、そっちのほうがおそらく効くんですね。ワクチンを使えば、よりたくさんの「効く部分」が混じったカクテルが自然に体の中にできるわけです。そしてワクチンの場合は抗体だけでなく他の免疫細胞だって反応している。

とはいえ、抗体カクテルは期待ができる薬ではあります。ありますが。

―― が。

峰 これが高い。とても高い。1回打つと30万円くらいは飛びます。

―― おう。

峰 しかも、せっかく入れた抗体は2～3週間でかなりの量が失われます。ワクチンと違って自分の身体が抗体を作るわけじゃないので。だから、タイミングが大事です。発症してから2日以内ぐらい、入院する前に打たなきゃいけないですね。

重症化抑制効果の見込めるお薬であることは事実なんですけど、コストパフォーマンスが悪いので、大流行したときに全員に打ったら国家財政が破綻しちゃいますし、そんなに供給量もないですから……症例を選ぶんですね。なので、パーフェクトな薬ではなく、ケース・バイ・ケースで使う薬であると。

――なるほど。

ヒトを守りながらウイルスだけ叩くには？

峰 さて、ここからが2021年後半時点での、新型コロナウイルスの増殖を抑える薬の話になります。

――待ってました。でも、ヒトの身体に影響を与えず、ウイルスを殺すのは難しいんでしたよね？

峰 そもそもウイルスはいわゆる生物ではない、自分で自分の遺伝子を増やすことができないものなので、殺す、という表現が正しいかどうか。

――ええと、じゃ、ウイルスはどうやって遺伝子を増やすんでしたっけ。

峰 生物、この場合はヒトの細胞の機能を乗っ取って、それを使って自分の遺伝子などを増やすんですよ。

――そうでした。

峰　ですので、ウイルスを抑えるには、ヒトの細胞の中で、ウイルスが自分の遺伝子や部品を作ったりするのを妨害してやればいいわけです。

――なるほど！　どう妨害するんですか。

峰　狙っているポイントが薬によって違うので、ウイルスが自分を増やす仕組みと合わせて説明していきますね。

まず、2021年後半で最も注目されているのがメルクの治療薬「モルヌピラビル」とファイザーの「パクスロビド」。前者のモルヌピラビルは。もともとはインフルエンザなどの治療薬としての使用が想定される抗ウイルス薬として開発が始まったものですが。メルクの第三相試験の中間解析結果によると、新型コロナウイルス感染症COVID－19の発症から5日以内（米国の基準での軽度～中等度）の患者775人でおこなった試験において、プラセボ（偽薬）の投与後に入院した患者が14・1％、死亡8人に対し、モルヌピラビルを投与した後に入院した患者は7・3％、死亡0人という結果が得られています。発症初期の患者が入院に至るリスクが半減し、死亡するリスクも大きく減るとして、FDA（米国食品医薬品局）に緊急使用許可（EUA）を申請した、という発表でした。

――モルヌピラビルはどのように効くのでしょうか。

峰　モルヌピラビルは、HIVのところでちょっと名前を出した「核酸アナログ（リボヌクレオシド類似体）」の一種です。ウイルスのゲノムＲＮＡのコピーを邪魔したり、エラーを起こしたりするというカテゴリーの薬ですね。

――あの、まずつまんないことから聞いていいですか。

峰　どうぞ。

――核酸はＤＮＡとかＲＮＡですよね。生命の遺伝情報の。「アナログ」とは何のことでしょうか。アナログと聞くと、デジタルじゃなくてアナログか、となって、レコードとかカセットが頭に浮かぶんですが。

ＲＮＡの要素の「類似品」でウイルスの増殖を妨害

峰　はい、ここで言う「アナログ」はデジタルと対比するアナログではなくて、本来の語意、「類似の」という意味です。ウイルスのＤＮＡやＲＮＡの要素を類似品で模倣して、コピー時にエラーを起こさせる、ということですね。

――あっ、比喩のことを「アナロジー」とか言いますね。ウイルスの核酸のニセもの、類似品ってことか。それで核酸アナログ。

峰　そうそう。

――で、コピーエラーというのは。

峰　核酸アナログは、新型コロナウイルスの「ＲｄＲｐ」、すなわち「RNA-dependent RNA polymerase（ＲＮＡ依存性ＲＮＡポリメラーゼ）」の機能を妨害することで、ウイルスの増殖を抑えます。ですので「ＲＮＡ依存性ＲＮＡポリメラーゼ阻害薬」とも呼ばれます。

――なんですか、その堂々巡りみたいな名前……。さっき「ＲＮＡのコピーにエラーを起こさせる」とおっしゃいましたが、そもそもＲｄＲｐってどういうものなんですか。

ウイルスは「コピー機」を細胞に持ち込む

峰　ウイルスが細胞に入り込んだあと、自分のＲＮＡをコピーして増やすための装置、みたいなものです。装置といっても、実際にはもちろん酵素（生体内外の化学反応の触媒として、自らは変化せず反応の加速役として機能するタンパク質）ですけれど。

――コピー機みたいなものですか。ええと……じゃ、その装置、ＲｄＲｐはどうやって細胞の中に持ち込むんですか。「ウイルスは自分のＲＮＡ（ゲノムＲＮＡ）だけを持っている存在」、と記憶しているんですけれど。

峰　厳密にいうともうちょっと複雑でして、ここからがウイルスの「面白い」ところです。増え方は様々なので、ここからは新型コロナウイルスについての話として聞いてください。

新型コロナは、ヒトの細胞の中に入って自分の運んできたゲノムＲＮＡを「リボゾーム」と呼ばれるヒト細胞の小粒子に渡します。リボゾームは、本来は細胞の核から出てくるｍＲＮＡを受け取ってタンパク質を合成する、工場みたいな機能を持っています。ｍＲＮＡの情報を基にタンパク質を合成することを「翻訳」と言いますね。新型コロナは、ゲノムＲＮＡをメッセンジャーＲＮＡ（ｍＲＮＡ）としてリボゾームに送り込み、翻訳させるんです。

――はい質問。ここまではファイザーやモデルナの「メッセンジャーＲＮＡワクチン（ｍＲＮＡワクチン）」がやっていることと同じですか？

峰　そう、ｍＲＮＡワクチンは、新型コロナの「Ｓタンパクの情報」だけを持ち込んで、リボゾームに作らせている、ということですね。

――じゃ、本物の新型コロナの場合は、持ってきたゲノムＲＮＡを侵入した細胞のリボゾームに翻訳させて増やすのではないんですか。なんとなくそう思い込んでいましたが。

峰　翻訳というのはタンパク質を作る、というプロセスです。細胞のリボゾームに作らせるのはたしかにタンパク質です。一方、ウイルスのゲノム情報を増やすことについては「自分コピー機」みたいなものを使うんですね。それがＲｄＲｐを中心とする複合体です。

――？　よくわかりません……。

峰　ややこしいので、図にしてみましょう。

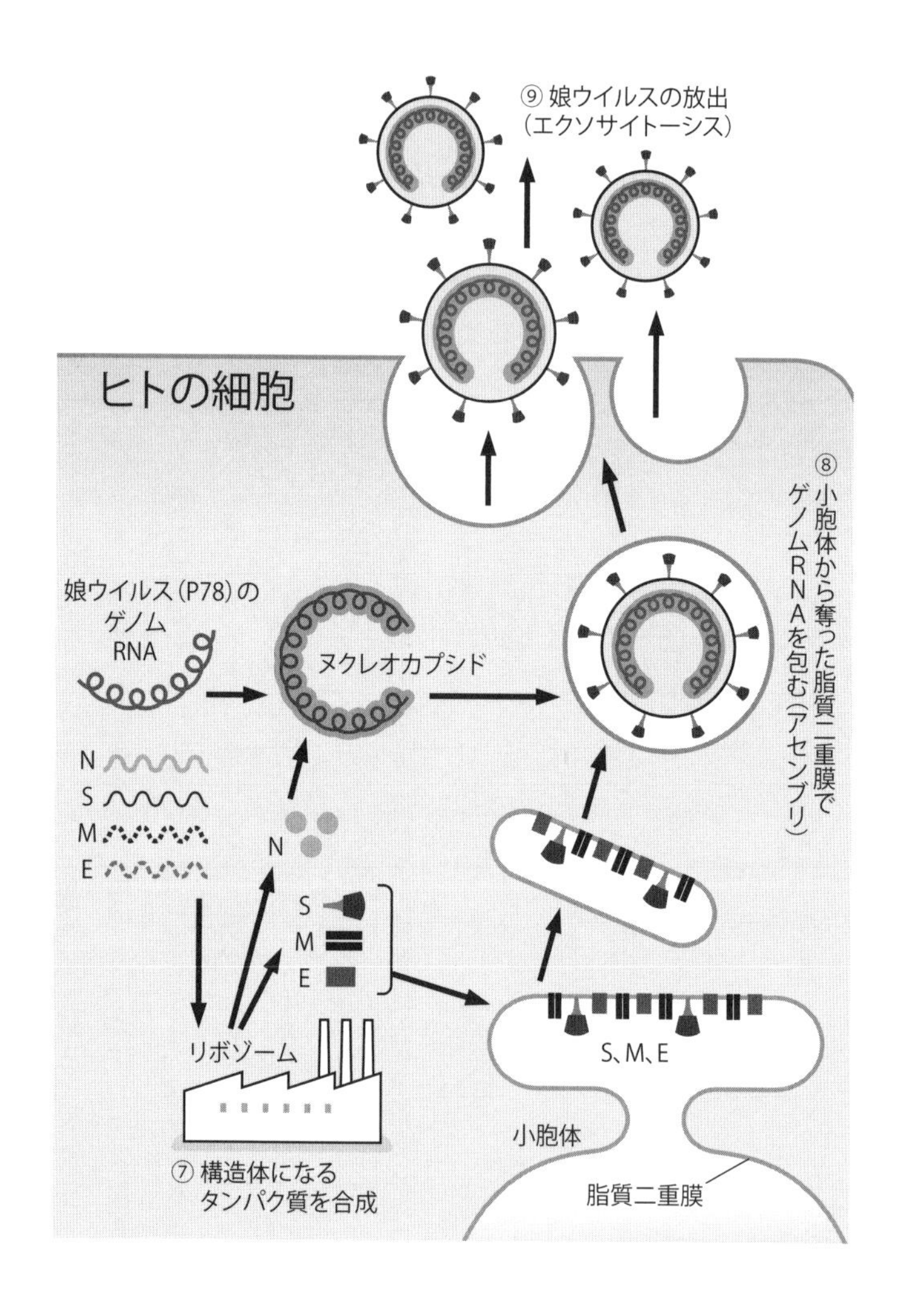

新型コロナウイルスはヒト細胞のリボゾームを使って自己コピー機「RdRp」をつくり、④～⑧を繰り返して大量に増え、細胞外に出て感染を広げる

新型コロナウイルスがヒト細胞内で増殖する仕組み

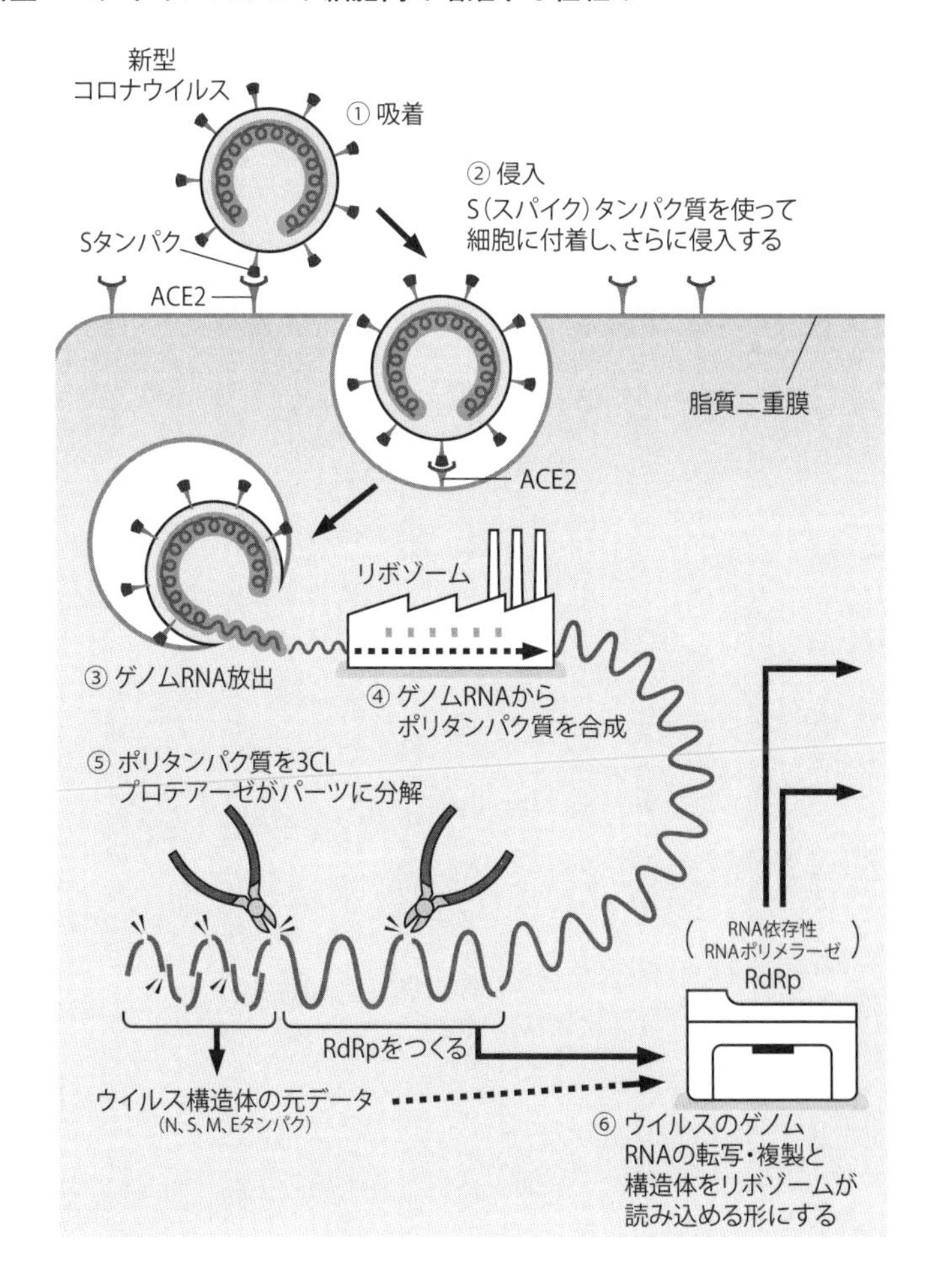

峰　つまり、ウイルスがゲノムＲＮＡを使ってヒト細胞のリボゾームに作らせるタンパク質から、ＲｄＲｐや、ゲノムＲＮＡの複製やその他もろもろの必要なパーツができるんです。

タンパク質を作るのはあくまでリボゾーム。普通、細胞をもっている生物はＤＮＡを鋳型としてＤＮＡを複製するんですが、新型コロナウイルスではＲｄＲｐを中心とする複合体をまずリボゾームの翻訳によって準備し、それを使ってＲＮＡからＲＮＡをコピーして増やします。

――へええ……。ああ、だからＤＮＡなしで増えることができるのか。

峰　はい。繰り返しになりますが、持ち込んだＲＮＡの情報を元にして、コピー機に当たるＲｄＲｐなどをまず作り、このＲｄＲｐが、新しく作り出す新型コロナウイルス（娘ウイルスと言います）の中に入るゲノムＲＮＡ、そしてその他の、ウイルスを作るのに必要なタンパク質（サブゲノムＲＮＡ）用のｍＲＮＡを作り出します。

――ちなみにゲノムＲＮＡは、一度リボゾームに翻訳させたら消えるんでしょうか。

峰　いえいえ、何度も何度も翻訳されてどんどんＲｄＲｐが増えて、そのＲｄＲｐがまたどんどん必要なパーツをコピーして、娘ウイルスを作り始めるんです。１つの細胞内に数万個以上のＲｄＲｐができたりします。前ページの図の④から先が繰り返され続けるわけです。

――コピー機が数万個……だから、えげつない増え方ができるんですね。ＲｄＲｐが作るウイルスに必要なパーツというのは、具体的にはどんなタンパク質なんですか？

峰　ゲノムRNAを包むヌクレオカプシド（Nタンパク）や、表面に突き出しているスパイクタンパク質（Sタンパク）、膜（Membrane）タンパク質（Mタンパク）、全体を包むエンベロープタンパク質（Eタンパク）、などなどですね。20種類以上あります（27ページの構造図も参照）。

ウイルスの「コピー機」を詰まらせろ！

――なるほど。改めてまとめると、「自分の本体（ゲノムRNA）、そして自分のパーツの元となるRNAを複製するためのコピー機」がRdRPで、これをまず、ヒトの細胞のリボゾームを使って作らせる。言い換えると、RdRPが作れなかったり、ちゃんと動かなければ、細胞にウイルスの侵入を許しても増殖はできない。

峰　そうです。「このRdRPの酵素を動かなくするような機能を持つ分子がある薬ならば、おそらく効くだろう」ということですね。同じ狙いで開発中の薬としては、米国のアテアとスイスのロシュの「AT-527」などもあります。

――狙いどころとしては手堅い。

峰　はい。先に触れたとおり、HIVというAIDS（エイズ）を起こすウイルス、そしてインフルエンザのウイルスもそれぞれのRdRPを使うので、すでにここを狙ったタイプの薬が存在し、実際に使用されて実績も出ています。ならば新型コロナウイルスに対しても有効な可能性が高い、ということで、すでにいくつもの既存の薬が試されています。が、試験管内、ｉｎ ｖｉｔｒｏ（イン・ビトロ）では効いても、実際に効果が実証できたものはこれまでなかったわけです。

——あらら、試験管の中と実際の生物では反応が違う、という実例ですね。

峰 試験管の中と、動物実験と、そしてヒトとではそれぞれ結果が違う、それは薬学の世界での〝常識〟ですので、試験管段階ではあまり過大な期待はしてはいけません。

そんな中で注目されたのが「レムデシビル」、これはエボラウイルスによる感染症の治療薬として、すでに開発がほぼ完了していた薬です。ヒトへの投与経験もあったということでこれを使ってみたら、熱が出る期間がちょっと短くなり、重症化率がちょっと下がった。めちゃめちゃ効くわけじゃないけどたしかに効果はあるということで、やらないよりはやったほうがいいだろうという判断が下され、日本でも特例承認されました。米国でも使われています。

アビガンと狙いは似ているのに

——すみません、例の「アビガン」、あれも経口薬ですし、狙いも同じような薬ではなかったですか？

峰 そのとおりです。アビガンも核酸アナログで、ＲｄＲｐの機能を阻害することを期待されました。インフルエンザ治療薬として開発されたものですね。一般名「ファビピラビル」。残念ながらしっかりしたRCT（ランダム化比較試験）がなかなかできなかったり、出てきた結果もあまり芳しくなかったりで、2021年10月時点で認可は出ていません。

――なぜ同じ狙いでアビガンは手こずり、モルヌピラビルはうまくいったのでしょうか。

峰　そこはなんともいえないところがあります。薬の開発というのはこういうもので、うまくいくモノもあれば、うまくいかないモノもある。それが原則であり現実なんですよ。

もともとメルクはこのモルヌピラビルを、重症のCOVID-19患者向けに開発していて、第二相試験、つまり限られた範囲での臨床試験＝ヒトでの試験までやったんですけど、どうもあまり効かないということがわかった。そこで、重症の治療薬としての用途を諦め、軽症、中等症の人が重症化するのを防ぐためのお薬として、開発を継続したのですよね。

――すんなりとうまくいったのではないと。でもアビガンだって、軽症、中等症向けだったように記憶しておりますが。

峰　モルヌピラビルの作用機序、効く理屈をもうちょっと細かく言いますと、RNAは4つの塩基（A＝アデニン、G＝グアニン、C＝シトシン、U＝ウラシル）の組み合わせでできているんですが、モルヌピラビルはこの中にはまり込むんです。いわば「M」という、意味のない記号が組み込まれることで、タンパク質ができなくなる、または意味不明なタンパク質に変わる。人工的に突然変異をたくさん起こすようなものです。

遺伝情報がきれいに処理できなくなって、いくら複製しても役に立たないゲノムしかできず、そこからタンパク質も作れない。このため、ウイルスの増殖が止まるわけです。コピーエラーを起こして崩壊するというので、このメカニズムについては「エラーカタストロフ」という、ちょっとかっこいい名前がついています。

――かっこいいですが、中二っぽいかも……。

峰 これに対してアビガン、レムデシビルは、「チェーンターミネーター」といって、ひとつながりで作られるRNAを、伸びていく途中で止めてしまう効果を持っています。

――ミスコピーをわんさか起こさせるのがモルヌピラビル、紙詰まりでコピーを止めてしまうのがアビガン、レムデシビル、という感じでしょうか。同じRdRPの機能を妨害するにしても、やり方に差はあるわけですね。

峰 そして、そもそもウイルスごとに異なるRdRPと、薬の成分がうまくくっつくかどうか、という問題もあります。アビガンはインフルエンザのRdRPとの相性はいいけれど、新型コロナではあまりうまくくっついていない、ということかもしれません。

――この他にも、最近になって治療薬の動きがいくつも出てきたようですね。

峰 別の狙いを持った薬としては、「プロテアーゼ」という、タンパク質を処理する酵素を邪魔する薬、新型コロナウイルスでは特に「3CLプロテアーゼ阻害薬」というのもあります。猫の伝染性腹膜炎（猫のコロナウイルス感染症）の治療薬として研究されていたものなどです。先に述べたファイザーの「パクスロビド」がこれにあたりますね。塩野義製薬も第二／三相試験中です。

――こちらはRdRp狙いじゃないんだ。どんなメカニズムなんですか。

コピー機の組み立てを邪魔してやろう

峰 プロテアーゼというのは、タンパク質を分解する酵素です。新型コロナは、最初にリボゾームに自分のゲノムRNAを持ち込んで、一本の巨大なペプチド（タンパク質）の鎖（ポリプロテイン、ポリタンパク、巨大タンパク質）を作らせるのでしたね。このタンパク質の中に3CLプロテアーゼという、いわばハサミ、ニッパーのような酵素がありまして、これが巨大タンパク質をちょきちょきと、パーツごとに分割するんです。

――パーツといいますと？

峰 RdRpやそれ以外の酵素、そして先ほど申し上げた、N、S、M、Eタンパクをはじめとする、ウイルスの形を作るためのタンパク質などですね。様々なパーツが揃って、初めてRdRpも作業を開始できる。

――プラモデルとニッパーみたいな関係ですね。巨大なタンパク質から、ウイルスの製造装置やパーツを切り出すニッパーが3CLプロテアーゼ。そのニッパーの切れ味を悪くして、プラモを作れなくするような薬だと。

峰　そういうことでしょうね。

――ウイルスそのものを叩くのは難しいけれど、増殖のカギになる部分を止めるやり方はいろいろあるということか。なるほど。

世の中はそんなに単純ではない（笑）

――さて、峰先生のお答えはだいたい予想できますが、RdRp狙いと3CLプロテアーゼ狙い、どちらの薬が効きそうでしょうか。

峰　全然わかりません。これはやってみないことには。

――あ、やっぱり（笑）。

峰　ですが、ファイザーのパクスロビド、これは非常に良い成績がでたという報告が2021年11月5日に出ています。軽症者に対して投与を行ったところ、入院と死亡のリスクが89％低下したとのことです。こちらも11月中に緊急使用許可をFDAに申請するようですね。

――治療薬がラッシュになってきましたね。で、実際の効き方というのはモルヌピラビルと比較するとどうなんでしょう。

峰　薬ごとの比較は結構難しいところがありますし、使い方も工夫される可能性がありますね。たとえば、HIVの薬は、RdRPを狙う薬単体でそれなりに効く薬が出ているんですけど、結局、いまやっているのはプロテアーゼ阻害薬などと混ぜて、3種類なり4種類を投与して確実にウイルスの増殖を抑える、という治療法です。さっきお話しした「ART」ですね。HIVは慢性ウイルス性疾患なので急性のCOVID－19とはちょっと話が違うところはあるんですけれども、とにかく耐性が出ないように、確実に効かせるためにこういったことをやっている。

――どれが効くかよりも、まず確実に息の根を止めて、生き延びて耐性を持つウイルスが残らないようにするのが最優先。

峰　そもそも、「in vivo（生体内という意味でin vitroと対になる概念）」でその薬がどこの成分に一番効くか、どういう成績がでるかというのはin vitroのデータだけではなかなかわからないところがあって、動物実験やヒトでの試験でやってみないと何とも言えないです。作用するメカニズムとか、理論から予測されることなんて、実は屁の突っ張りみたいなものので、実証しないといけないんです。ましてや、どういう使い方をするか、併用するか、などになるとまだわからないこともありますし、飲み比べる試験をしなければ、どの薬が一番かというのも、やっぱりわかりませんよね。

――理屈としてはあるけれど、どのくらい、どんなふうに効くかの予測は難しいと。

峰　世の中、そんなに単純じゃないですね。

――世の中（笑）。

峰　結局どれも実証してみなければわからない上に、さらに複雑なこともあります。臨床試験では単剤での研究しかしないんですけど、実際に運用されるようになったら、たとえば複数の薬が出てきたら混ぜて飲んだらどうかという話が絶対出てくるわけですよ。

――そうか。それはそうですね。別の薬も使ったら、どの薬が効いているかどうかわからないですもんね。

峰　そうそう。今回もすでに、「モルヌピラビルやパクスロビドを飲みながら抗体カクテル療法をやったらどうなんだ」という話もあるわけです。さらに、ワクチンを打っている場合はどうだとか、他の飲み薬が出てきたら併用できるのかとか。

――ほお。

峰　組み合わせによってより治療成績が上がる可能性もあるし、副作用などのリスクが発生する可能性もある。解くべき課題というのは一つ条件が変わるだけでわっと増える。

――そりゃそうだ。本当にやっかいですね。

峰　やっかいでもあり、そこが薬を研究する際の魅力でもあります。すごい数の因子を変数として持つ複雑なシステムに対して、たった「1つの要素」である薬でもってそのシステム全体の流れを制御しようということですからね。人の体は複雑極まりないシステムで、しかもそれが乱れている状態が病気です。それに対して、ある1つの有機合成体を入れるだけで、その仕組みをダイナミックに変化させて、乱れを治していこうとする。

「薬が効く」って、実は奇跡のようなこと

――そう聞くと魔法みたいですね。回復魔法。

峰　こういう試みが実際に効果を示すということ自体が、もう奇跡みたいなものなんだと思うんですよね。

――薬が効くのはある意味「奇跡のような行いを見つけ出す」ことなんだと。

峰　そうなんです。だから薬って本当に面白くて。純粋な、*in* vitroの研究では1対1対応なんですよ。RdRp狙いの薬は、本当にRdRpにはまる、動きを止める。ただ、これが複雑な人の体の中で実際にウイルスが増えているという状況においてシステムの中でちゃんと効くかというのは、実証しなければわからない、ということです。

たとえば今回のモルヌピラビルのようにしっかり動くということがわかったときって、本当

にある意味、もう奇跡なんですよね。

――なるほど。

峰　ということを私は17歳の秋に気づいて薬学部に行ったんです。面白いなと。

――何か、その深遠さに気がつくようなことがあったんですか？

峰　いえ、人体の仕組みの本なんかを読んでいて、なんて複雑なシステムなんだろう、これを薬だけでどうやって制御するんだ、考えてみると、薬でシステム全体を整え直そうとするのはものすごいことだな、と思い至ったわけですよ。

――ものすごい手数の詰め将棋の解法が閃くみたいなものかなあ。

峰　詰め将棋ならまだ総当たりが効きますが、人間の身体の仕組みはもっとずっと複雑で、どこをどう押したらどこに影響が出るか、全部を知っている人は1人もいないし、しかもまだ「こことここがつながっていたのか！」という、未発見の道が出てくるでしょうからね。

――医療関係者の方の実感として、ブラックボックスのような人体の中のどれぐらいが見えているような感覚なんでしょうね。

峰　自分の実感では、まったく見えてないですねぇ。手探りですよ。手探り。

――……それを薬で解こうというのは、たしかに難しそうで、かつ面白そうです。

峰　そういうことを秋の夜長に考えていて、あ、行くなら薬学部だなと思ったんですね（笑）。

―― 病理医でウイルス免疫学の研究者の峰先生のキャリアが薬学部から始まっているのは、そういうことなんですか。おっと、ちょっと横道に入り過ぎました。

話を戻しまして、2021年秋になってこうした飲み薬がいろいろ出てきたのは、何か技術的なブレークスルーがあったのでしょうか。たとえば、胃酸で溶かされにくい、とか、吸収効率が上がったとか。

飲み薬、マジメに飲まなきゃ害もある

峰 いえ、そこは以前からある経口薬でも、ドラッグデリバリーや吸収効率が高いものは存在しています。腸における薬の吸収効率は比較的よくわかっている分野です。なので、そこに特に大きなブレークスルーがあったわけではないと思います。やはりポイントはたくさんある候補の中から、今回の新型コロナウイルスのRdRpをうまく阻害するシード(種)を見つけたということで、これはやはりすごいことです。

しかも、モルヌピラビルやパクスロビドは数日間という短期間で効果が期待できるところもいいニュースだと思います。認可されれば、初期の患者の方にはまずはインフルエンザの「タミフル」のように、基本的に投薬しておくという形で利用が進むのではないかと思います。

―― 抗体カクテルと比べるとどうでしょう。

峰　先にも述べたように、薬の比較って結構難しくて、効果の差は実際の臨床で使ってみるまで確定できないでしょう。臨床試験の規模でものをいうのは限界がありますからね。しかし、抗体カクテル療法はやはり注射で投与することと費用がかなり高いことが難点です。

――それにしても短期間で済む飲み薬というのは、とても気の利いたものが出てきましたよね。気分的にも注射と比べてぐっと楽というか、ありがたいというか。

峰　はい、そうなんですけれど、治療を行う方からすると注射のほうがメリットの大きいこともあるんですよ。

――え？

峰　だって確実に投与できるわけです。量もちゃんとコントロールできる。

――飲み忘れもないですね。

峰　飲み忘れとか、「もうよくなったから」と途中でやめる人がいるわけですよね。コンプライアンスとかアドヒアランスの問題などと言います。まぁ医師からすれば適当な飲み方をするなんて、「なんてことをしてくれるんだ」という。

――ごめんなさいすみません。

峰　これは態度を怒っているのではなくて、半端な濃度の状態があると、耐性を持つウイルスが出てきたりすることもあるんですよ。まあ、今回の薬の場合はメカニズムからしてあまり考えられないですけど、確実にお薬を飲んでもらうというのは大切な問題でして、その点について言えば注射でやったほうが医療的にはメリットが大きい場合もあるかもしれませんね。

―― はい、それはそうだと思うんですけれど……。

峰 いや、わかります。飲み薬の簡単さ、気分的な楽さ、安心感というのはたしかにありますし、大事なんです。ただ、これもなかなか難しいところで、気楽に飲めちゃうから「もうワクチン、いらない」とか、勘違いする人も出てきちゃうので。

―― なるほど。しかし現状ではそこまで勘違いできるほどの有効性でもないような。

峰 それはそのとおりで、ワクチンを打って予防するほうが断然効果的ですね。

治療薬があれば、ワクチンはいらなくなるか？

―― とはいえです。いずれ薬で治せる確率が上がってくれば、ワクチンを無理に打たなくてもいい、という状況になってくるのでしょうか。

峰 たとえ話をします。あなたが、放火魔がいっぱいいるような土地の行政担当者だったとします。連続放火がちょこちょこ起きる地域で、あなただったら何をしますか。

―― うーん、消防署に予算を割きますかね。いや、警察に人員を増やして火をつける前に取り締まる手もあるか。

峰　そうそう。パトロールを強化、町内会では火の用心の見回りをして、防犯カメラを設置する。あるいは、家の周りの可燃物を排除する。まず火をつけられないようにする。これが基本予防策や、ロックダウンなどの対策、そしてワクチンの接種なんです。予防なんですね。一方で、火をつけられた後のために消火器とか、消防車を呼ぼうというのが治療薬なんですよ。

――　それはどちらも必要ですよね？

峰　はい。どんなに警戒しても火をつけられることはありますから。しかし残念ながら、この場合の消火器や消防車、すなわち抗ウイルス薬の性能は、まだまだ完璧とは言えません。

そして火がついてしまった。家が燃え始めた。消防車を呼んで家に大量の水を掛けて鎮火した。そしたらその家はどうなりますか、という話ですよ。

――　燃え残っても、放水で大ダメージを受けるといいますね。

峰　「火が消えたからよかったね」と単純な人は思うかもしれないですけど、もう住めるような状況じゃないこともありますよね、家財道具もだめになるかもしれません。

これと一緒で、薬を使って早めに治ったからといって、体に絶対にダメージがないかといったら、ありえるわけです。元の状態に戻るとは限らないし、後遺症もありえる。

なので感染をした時点で、ある意味では「負け」なんですね。急性ウイルス感染症はすべてそうです。感染した瞬間に負けです。あとは、いかに軽くするかということを努力するだけなんです。ダメージを最小限にする、ダメージコントロールなんです。なので、予防に勝る治療なし、予防が一番です。感染しなければ文句なしに勝ちなんですよ。

まず「かからないこと」を考えましょう

峰　そして「流行をコントロールする」という意味においては治療薬にはあまり意味はありません。

――あ、そうか。

峰　ワクチンがあれば、流行をコントロールしやすくなるのは確実です。もちろん、治療薬は医療の逼迫を解消するという意味は大きい。なので今後は、基本予防策、ワクチンで流行を抑え、そこを突破されたら治療薬、という重ね技がより重要と考えておくのが妥当でしょうね。

――ワクチンを代替するものじゃなくて、役割が違う。

峰　効果がある治療薬は〝奇跡〟のような貴重なものですし、今回、新型コロナにかなり効く治療薬が出てくる可能性があるのは、COVID－19の対策上大きな朗報です。ここは素直に喜んでよい。ですが、ワクチンの接種のブレーキになってしまったのではその意味が相殺されかねません。そこは、しっかり理解していただければ、と思います。

――了解いたしました。それではいよいよ、予防のための武器、ワクチンに行きましょうか。

ウイルスだけを叩く薬を作るのは難しい

そもそもウイルスは人間の細胞を乗っ取って増えるので、ヒトに害を与えずに叩くことが難しい。急性の症状を起こす新型コロナウイルスのようなタイプは、体内でウイルスが急激に増えるため、抑え込む薬を作るのがさらに難しい。

細胞内に入るのを止めるか、細胞内で増えるのを止めるか

免疫系の暴走を抑える薬を別にすると、新型コロナウイルスをやっつけるには細胞内に入るのを止めるか、細胞内で増えるのを止めるか、になる。前者はワクチンか、薬ならば「モノクローナル抗体」。後者は難航していたが、2021年末になってようやく有望な新薬が登場しつつある。

治療薬は基本予防策・ワクチンと組んで効果を発揮

第1章でも触れた通り、COVID-19の被害を抑えるのは一にも二にも早期対策。そもそもかかる人を減らすワクチンがあってこそ、治療薬も効果的に使える。火事が起きてから消すよりも、火事を出さないことを優先したほうが被害が少なくなるのは当たり前。

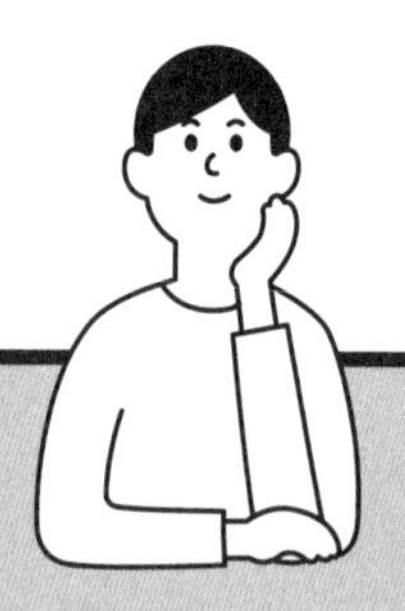

【この章を読んだら読みたい】
『エイズ治療薬を発見した男　満屋裕明』(堀田佳男著、文春文庫)
HIVの治療薬を世界で初めて開発した満屋博士の活動をまとめた一冊。HIVという別のウイルスではあるが、どのように薬を見つけていったのか、どういう仕組みで薬を働かせようとしたのかが、わかりやすく書かれています。(峰)

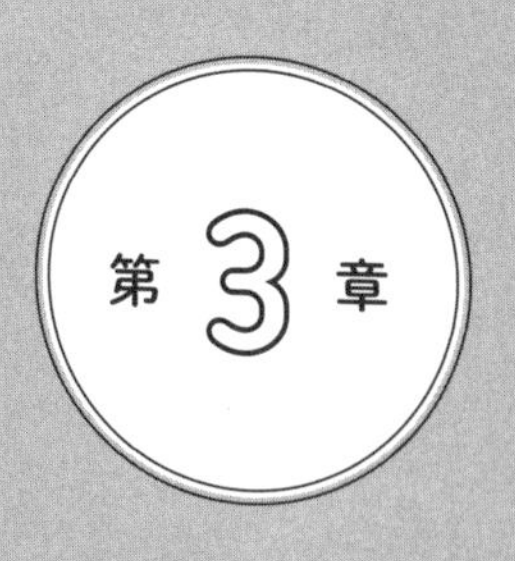

第3章 ヒトの免疫系とワクチンがタッグを組む

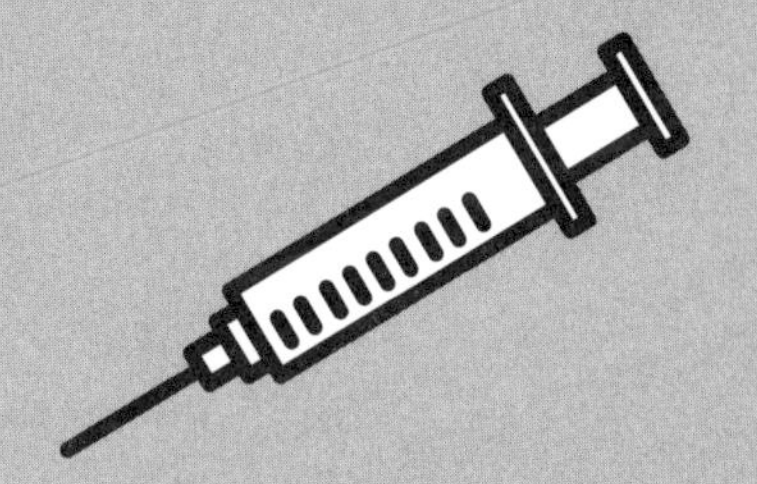

ワクチンは「てこの原理」的に身体を守る

――新型コロナウイルスの感染を予防する、あるいはもし感染しても、初期に抑え込んで免疫暴走のフェーズに至らせない。そのために重要なのが。

峰 はい、ワクチンということになります。

感染を予防してしまう効果があるというだけでも、ワクチンの持つ効果は猛烈なものです。予防する手段としてはワクチンが一番。

――そこまで言われると、ワクチンと普通の薬はどう違うんだというところが気になりますね。

峰 ワクチンは、「てこの原理」を使っているようなものだと思ってください。ワクチンを投与すると、体がそれに反応して、免疫状態が変わるわけですね、つまり、注射などでごく少量の「薬」を体内に入れるだけで、ヒトの防衛体制が変わるんです。

――一般の薬はどうなんでしょう。

峰 仮に、予防効果が期待できる薬ができたとしましょうか。薬で予防しようとするなら、血中濃度、血液中の薬の濃度を高く保つことが必要なわけです。どうすればいいかというと、基本的にはずっと毎日飲み続けるなどしかないわけです。

――あ、さっきの話ですね（90ページ）。効き目を維持するために濃度を保たねばならない。「薬を1日3回飲む」というのは、効かせるために飲み続けねばならないということ。当たり前か。

峰 はい。いつウイルスとの接触があるかはわからないけれど、リスクがある間はそれなりの量を飲み続ける必要がある。それが薬の「当たり前」です。「てこ」は使わないので、薬の濃度という直接の力で抑え続ける必要があるわけですね。

よく言われますが、身体に良い効果だけの薬、というのは基本的にはありません。副作用もあり得る。そのリスクも服用量に応じたりする形でどんどん上がるわけです。一方、ワクチンは打ってもその成分の血中濃度なんか、もうほとんど上がらない状態です。それでも免疫系が反応して、体の状態が変わる。そして体が、薬ではなく、体が病原体がいる間は攻撃をし続ける。仕組みがまったく違うんですよね。

――ワクチンがなぜそんなに効果的なのかを知りたいところですが、となると、免疫の仕組みを、相当しっかりと理解せねばならないようですね。

峰 そのとおりです。ワクチンは、ヒトの免疫系の仕組みを反応させるという「てこ」を使って、小さな量で大きな効果を引き出すものですからね。ワクチンと免疫系はセットです。

ということで例によって最初に言葉の定義。「免疫」ですが、この語源は、一度かかった感染症、すなわち「疫病」から「免れる」という意味です。同じ感染症に二度かかることはない、と。

―― ほうほう。

峰 「じゃ、なぜ二度かからないんだろう。それを実現するための仕組みがヒトの身体にあるはずだ」と着目されて研究が始まった、これが免疫学です。

ただし、話を進める前に理解しておいたほうがいいことがあります。「二度とかからない」というのは、かなりシンプルな説明だということです。実際には免疫がパーフェクトに機能することもあれば、ダメダメで二度、三度とかかることもある。個人差もありますし、年齢による差もあります。これも例によって「大きくとらえた話＝全体」と「個別具体的な話＝部分」は別、な話です。

人類で免疫系をまったく持っていない人はまずいないし、大きく見れば二度目の感染を防御できることが多いけれど、私やあなた、個人の免疫の能力はそれぞれ違いますよ、ということです。たとえば、「原発性免疫不全症候群」という種類の難病があります。不運にも免疫の機能が生まれつき損なわれている人もいるわけです。

―― 生き物を扱う際の常として、全体として言えることと、個別の具体例は食い違うことがある。なるほど。で、具体的には「免疫」はどういうふうに感染を防ぐんでしょうか。

峰 Yさん、本当に免疫のことを知りたいですか。

――そりゃ知りたいですよ。

峰　じゃあ、思いっきり大雑把にいきますか。それでも、覚えることがけっこう多いですよ（笑）。覚悟してくださいね。

――……（ゴクリ）。

ざっくりと学ぶヒトの免疫システム

峰　まず免疫のシステムは「自然免疫」と「獲得免疫」にわかれます。はい、この「自然」「獲得」という言葉ですが、病原体の種類を問わず、自動的に反応するシステム（自然免疫）と、一度病原体の侵入を受けることで、その病原体にだけ効く専用の攻撃兵器を作る能力を獲得するシステム（獲得免疫）、という意味です。

――あー、警察の「機動捜査隊（機捜）」と「刑事課」みたいなもんですかね。街中をパトカーでパトロールして、何か犯罪が起きたらとにかく現場に急行する機捜が自然免疫で、組織犯罪のプロである捜査4課のマル暴、風俗関連犯罪の生活安全課みたいに、それぞれの専門性が高いのが獲得免疫、という感じ？

峰　Yさん、『ハコヅメ～交番女子の逆襲』の読み過ぎです。でも、「どんな病原体にもまず急行」と「専門性が高い」という意味では、それぞれざっくりそのとおりです。機捜の方は初動を担当して、状況がわかったら担当の刑事さんに捜査を引き継ぐわけですよね？

――はい、たぶんそういうことです。すみませんニワカなもので。

峰　捜査も免疫も初動が大事ですから、まず反応が速い自然免疫が動きます。具体的には好中球、マクロファージ、樹状細胞などが活躍します。病原体を取り込んで食べたり分解したりしてしまいます。

――それで、獲得免疫は？

峰　獲得免疫の主役は「リンパ球」です。主に「T細胞」と「B細胞」があります。

自然免疫の、たとえば樹状細胞などが、犯人、もとい病原体を捕まえると、リンパ球が集うリンパ管の集合地点、リンパ節にやってきて、分解した病原体のパーツをT細胞に提示します（抗原提示）。その病原体に合うT細胞と出会うと、司令塔役の「ヘルパーT細胞」や、「細胞傷害性T細胞（キラーT細胞）」が活性化します。

ヘルパーT細胞はB細胞も刺激して、病原体のパーツ、「抗原」に合った「抗体」を作らせます。

――ちょっといいですか。ここのイメージとしては、抗原を提示している樹状細胞がリンパ節にやってきて、そこで片っ端からT細胞に接触し、抗原とぴったり合うT細胞と出会う。そのT細胞が活性化して、抗原に合った獲得免疫（ヘルパーT細胞、キラーT細胞）に分化し、増え始める、ということでしょうか。

峰　はい、そういうことです。

――抗原ごとに合う抗体が違うのだとしたら、ものすごく非効率というか、とんでもない数の総当たりが行われることにならないでしょうか。

峰　おっしゃるとおりで、驚くほど多くの回数の抗原提示が行われていると思われます。まさに数の勝負です。

――……（絶句）。キラーT細胞と抗体の役割分担はどうなるんでしょう？

峰　抗体は、先にも触れたとおりウイルスのいろいろな部分にくっついて、主に細胞に侵入するのを妨害します。でも、抗体は細胞内には基本的に入れないので、ウイルスが入ってしまった細胞は、キラーT細胞が攻撃して細胞ごと破壊する、という分担になります。

抗体は細胞の外で働き、血液などの体液に乗って体中を巡ります。ですので「液性免疫」と呼ばれます。キラーT細胞が携わるのは、細胞に対して働く免疫ということで「細胞性免疫」と呼びます。

ちょっと付け加えると、液性免疫には「補体」という、自然免疫をサポートするシステムもあります。……ややこしいでしょう。免疫は何重にも重なっていて相互に補完し合っているので、一度に全体を理解するのはおそらく無理です。いまの説明も頭の整理用で、かなり細部をはしょっていることを覚えておいてください。図にまとめておきますね。

ヒトの免疫システムには「自然免疫」と「獲得免疫」がある

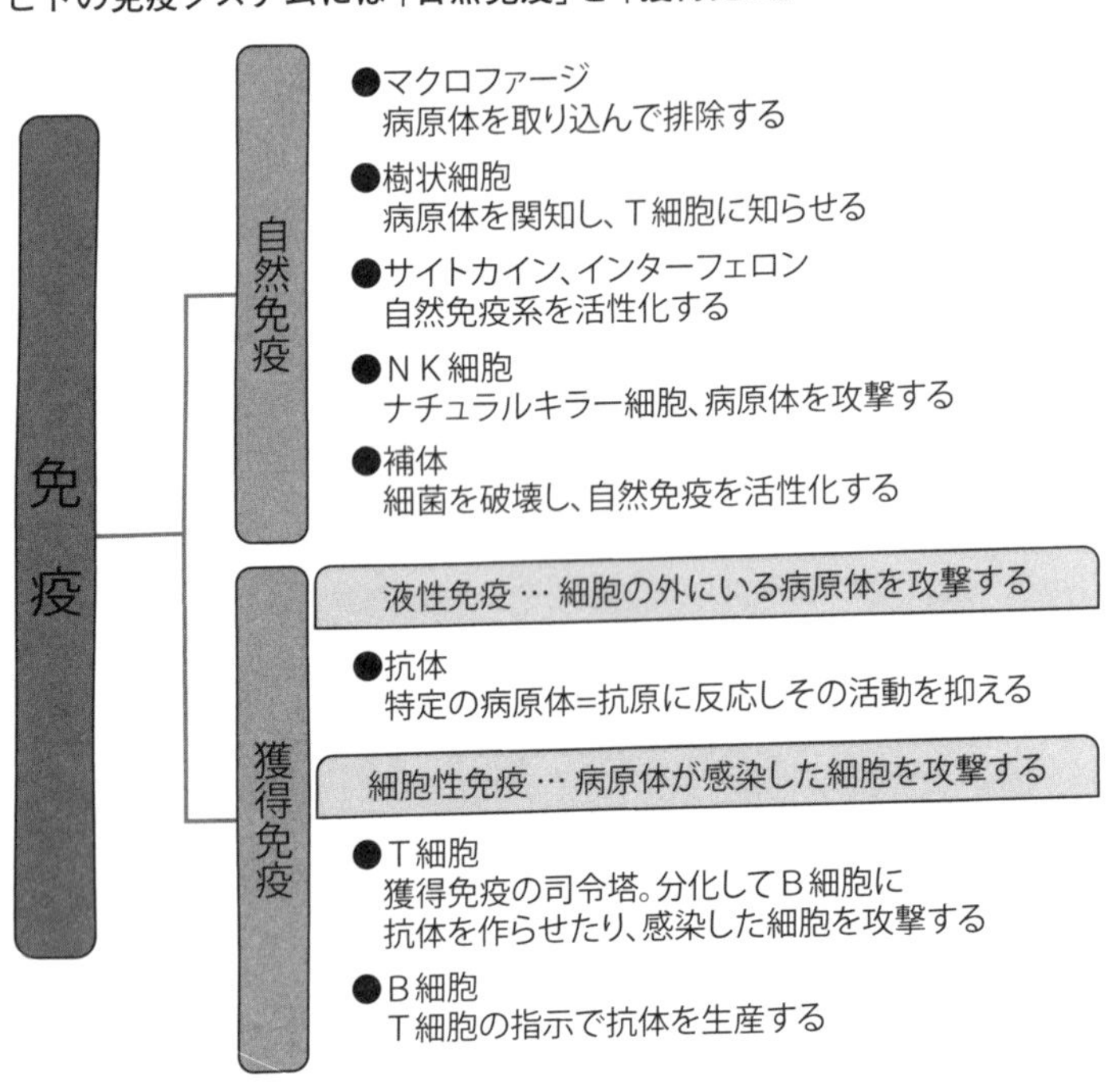

――わかりました。とにかく、自然免疫が初期防衛を行っている間に、獲得免疫（液性免疫と細胞性免疫の両方）が、侵入してきた病原体への専用兵器を作るんですね。

二度目に来た悪いヤツにはすぐ反応

峰 ざっくりとそういうことです。さて、獲得免疫の強みはここからです。T細胞、B細胞は、戦いが終わって細菌やウイルスが体内から排出されたら自然に減っていきますが、一部は「メモリーT細胞」「メモリーB細胞」として残ります。これらは、もし次に同じ病原体が侵入してくると、迅速に再活性化や増殖をして防衛行動を開始する。これが免疫の「二度なし」の正体というか、背景にある仕組みなんです。

――なるほど。二度目に入って来たときはメモリーT細胞、メモリーB細胞が覚えているから対応が早くて、症状が出る前に抑え込める（ことがある）。だから「二度かからない」ように見えるんですね。

峰 そうそう。

――反社の人が悪さをしようとしても、入ってきた瞬間に「あっ、こいつは暴力団とつながってる悪い奴だ」と、すぐ専門家のマル暴が出てきて逮捕しちゃうわけだ。最初と二度目で、反応速度はどれくらい違うんでしょう。

峰　一つの例ですが、最初の感染では抗体を作るのに1～2週間かかったケースで、二度目が4～5日、という数字があります。しかも作られる抗体の量も10～100倍、抗原との親和性、つまり効き目も強い。

――すばらしい、感染防止や初期消火にぴったりじゃないですか。あ、でも、二度目でないと迅速に反応できないのか。

峰　そこで「一度目」としてあらかじめ免疫系に体験させちゃおう、〝本当に〟感染したときが「二度目」になるようにしてしまおう、というのが、ワクチンというわけですよ。

――なるほど、アタマいい！

峰　「一度天然痘にかかると、二度はかからない」と気づいたエドワード・ジェンナーが、牛の種痘（牛痘）をヒトに接種することで、天然痘の感染を予防しようとしました。「同じ感染症に二度はかからないなら、軽く済む形で先に人為的にかからせてしまおう」という発想だったんでしょうね。まさしくワクチンと同じです。

ウイルスから作る「生ワクチン」「不活化ワクチン」

――実際のワクチンはどんなふうに作るんですか。

峰　種類がいくつかあります。登場した順に行きましょうか。まとめた図は109ページに置いておきます。

1・ウイルスなどの病原体そのものを使う　「生ワクチン」

2・活性をなくした、わかりやすく言えば殺してしまった病原体を使う　「不活化ワクチン」

まずこの2つですね。

――ジェンナーが行ったのもいわば生ワクチンですね。

峰　はい。で、これは当然ながらワクチンがまだ〝生きて〟いるのでリスクが高い。いろいろな方法でウイルスの力を弱めておくわけですが、接種したら普通に感染はします。無症状や軽症で済めばいいですが、重症化してしまったら何の意味もない。

そこで不活化ワクチンが生まれました。ホルマリンなどに漬けて病原体を殺して精製して、成分だけにしたものです。

――ちょっと不思議ですが、死んだウイルスや細菌でも免疫は反応するんですね。

峰　そうですね。成分があれば免疫系は「侵入者だ！」と対応を開始します。ただ、その質問はなかなか鋭いところを突いていて、つまり実際に感染症が起きるわけではないので、免疫系の反応がユルかったり、効果が短かったりするんです。リスクが低い代わりに効果もいまひとつ。そこで、免疫系を強く刺激する「アジュバント（Adjuvant）」と呼ばれるものが開発されて、効果を高めるようになりました。

次に出てきたのがこちら。

3・病原体の一部だけを打ち込む「成分ワクチン」（コンポーネントワクチン、組換えタンパクワクチン）

生ワクチンも不活化ワクチンも、つまりは、ウイルスなり細菌なりを増やさないと作れないわけです。そこで、病原体の全部ではなく一部だけを人工的に増やせば手間が減るだろう、というアイデアが出てきました。パーツの設計図を用意し、昆虫や哺乳類などの細胞や大腸菌などを使って増殖させ、それを精製します。効率は上がりますが、効果がいまひとつという点は不活化ワクチンと同じですね。アジュバントはやはり必要です。

遺伝子工学で作るワクチン

ここまでが、従来型のワクチンです。ここから先は最先端の遺伝子工学の世界に入っていきます。

――ワクチンの話に遺伝子工学ですか。

峰　Yさん、ウイルスがどうやって増えるか覚えていますか？

――えっ（76ページ）。ヒトの細胞の中に自分の遺伝子を持ち込んで、細胞のリソースを勝手に使って増えるんですよね。

峰　そうですね。ならば、ウイルスと同じように、細胞の中でウイルスの成分を作らせれば手間いらずじゃないか、と思いませんか？

――いやいやいや、それってまさにウイルスの感染じゃないですか。

峰　ウイルスの「成分」を作る、と申し上げました。ウイルスそのものではなくて、組換えタンパクワクチンと同じように、標的にするウイルスの「特徴的なところ」、言い換えると「ヒトの免疫系がその成分を『××ウイルスだ！』と認識できるところ」だけ、ヒトの細胞内で作ればいいわけです。ウイルスのごく一部だけですから、もちろんそれ自体は増殖する能力がありませんし、体内にあっても少量ですぐに問題になるようなものではありません。

――うーん、ウイルスのごく一部とはいえ、体内で作るってやっぱりちょっと怖い気がしますね。そこまでやるメリットは何ですか？

峰　まず、抗原の製造自体は打ったヒトの身体がやってくれるので、ワクチンを工場で作る手間が少ない。「ウイルスを培養して増やして不活化して精製」がいりません。管理も比較的簡単です。ということは量産に向き、時間も短く、コストも安くなります。

――どうやってヒトの細胞にウイルスの成分を作らせるんですか。

峰　まず登場したのがこちら。

4・他のウイルスに遺伝子を運ばせる「ウイルスベクターワクチン」

遺伝子操作で自己複製能力・増殖力を失わせたアデノウイルスなどの運び屋「ベクター」に、目的の遺伝子をのせたＤＮＡを組込んで細胞に届けます。細胞に侵入するところに、別のウイルスの力を借りるわけです。

——あれ？　でも、アデノウイルスに免疫系は反応しないんですか。

峰　いいところに気がつきましたね。反応はします。なので、細胞に運ぶ途中で免疫系に邪魔されて、2度目以降に打つときの効果が出にくい可能性はある。

メッセンジャーＲＮＡワクチン登場

——なるほど。しかし他のウイルスを使ってまで目的を達成しようとは、科学者ってやっぱりとんでもないことを考えますね。

峰　いやいや、まだまだ。薬を身体の目的の場所に望んだ状態で届ける技術（ドラッグ・デリバリー・システム、ＤＤＳ）の発達を受けて「別にウイルスに運ばせなくてもいいだろう」というアイデアが出てきたんです。ウイルスの成分の遺伝子、これには「ＤＮＡ（デオキシリボ核酸）」の場合と、ＤＮＡを転写して、タンパク質製造の指示書の形にした「ＲＮＡ（リボ核酸）」の場合がありますが、このどちらかをそのまま細胞まで運んで、入れてしまえば話は簡単じゃないか、と。

ワクチンの種類

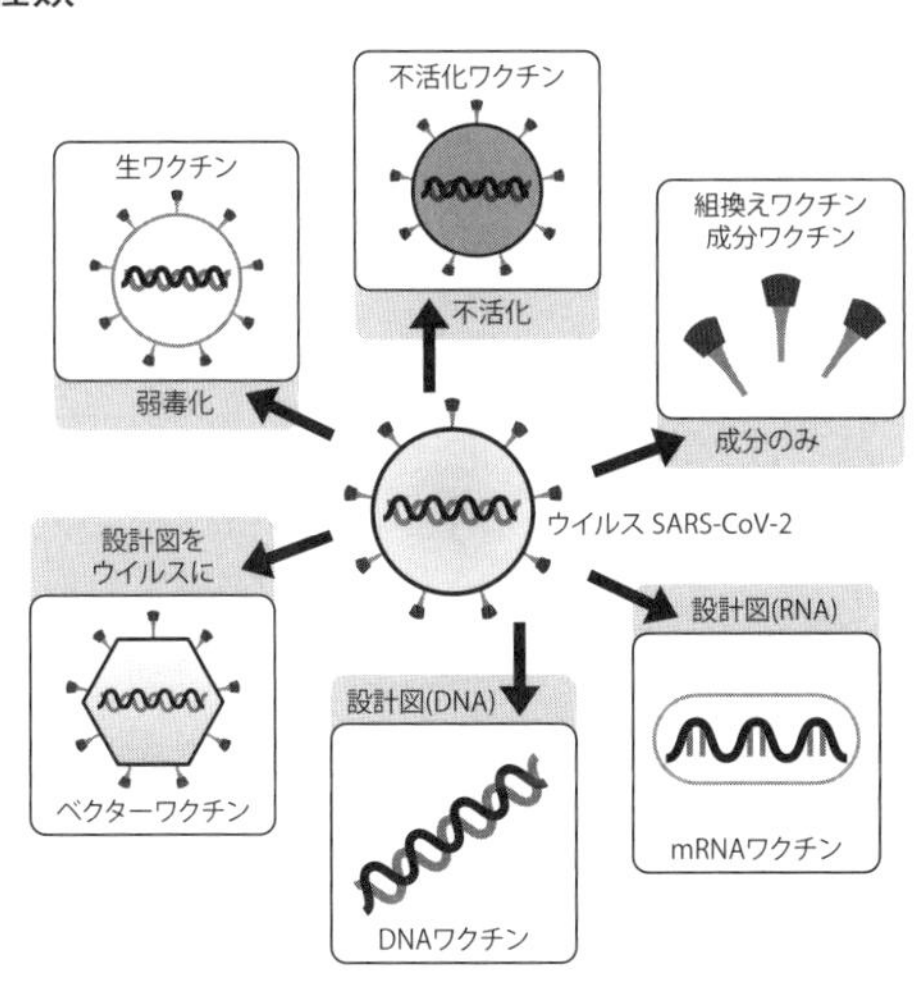

――あ、これが。これこそが。

峰　そう、ファイザーとビオンテック、そしてモデルナが開発し、2021年から世界で、そして日本で使い始めているのが、RNAのほうを用いる

5・メッセンジャーRNA（mRNA）ワクチン

です。これと、DNAを使う「DNAワクチン」を合わせて「核酸ワクチン」と言います。ちなみにアストラゼネカ社やジョンソン・エンド・ジョンソン（以下J&J）社のワクチンは、4のウイルスベクターワクチンですね。

――質問です。

峰　どうぞ。

――核酸ワクチンは、従来型のワクチンのような、効果が弱いとかの問題についてはどうなんでしょう？

峰　ｍＲＮＡワクチンについて言えば、ｍＲＮＡを細胞内に届ける仕組みとして用意された、ＲＮＡをくるむ脂質（脂質ナノ粒子、ＬＮＰ）や、ＲＮＡそのものがアジュバント的な機能（免疫系の刺激）を持っていると言われています。接種後に作られる抗体の多さ、実際に感染や発症、重症化を抑えているところからして、効果は抜群ですね。副反応（ワクチン接種時の発熱や痛みなど）が人によって様々ですが発生していることも、「免疫系を強く刺激している」証拠の一つではあります。

ワクチンはどうやって細胞の中に入るのか？

――なるほど、あと１つ２つ質問お願いします。まず、このワクチンはどうやって細胞の中に入るんでしょう。新型コロナウイルスと同じように、ＡＣＥ２にＳタンパクを使ってくっつくんですか？　そんな複雑な構造を作れるんでしょうか。

峰　はい、これは先ほどの自然免疫の細胞が「異物だ」とみなして、パクッと食べてしまうのに似た仕組みによって細胞内に入る、と言われています。ワクチンの脂質二重膜が、細胞膜と融合して中に入っていく可能性もありそうですが、細かいメカニズムについては実はまだこれだ、と言い切るだけの根拠がありません。

――あ、なるほど。泥棒を装ってパトカーにパクられて、警察署の中に入るのか。

峰　自然免疫の細胞（好中球、単球・マクロファージ、樹状細胞など）は「貪食細胞」と言われて、侵入者を捕まえる専門家です。捕まえたら「こんなやつが来ました」と「抗原提示」を行って、他の免疫細胞にアラートを出す。ｍＲＮＡワクチンはおそらく主にこの仕組みに乗って、免疫系の細胞内でＳタンパクを作り、それを抗原提示させることによって、新型コロナウイルスへの抗体を免疫系に作らせている、と思われます。

――ってことは、「細胞を乗っ取ってＳタンパクを作らせて、それを体液中にばんばん放出している」わけじゃないんですか。

峰　はい、ウイルスの感染～増殖の流れを模している部分はありますが、そっくりそのままということはないですね。

ｍＲＮＡワクチンが世界で接種が開始されてから、２０２1年末でちょうど1年経ったところでもありますし、ワクチンの現状の成績をまとめてみましょう。

――お願いします。

峰　では重複しますが改めて。「メッセンジャーＲＮＡ（ｍＲＮＡ）ワクチン」は、ファイザーとビオンテック（以下ファイザー）、そしてモデルナのものが世界で、日本で接種が進んでいます。「ウイルスベクターワクチン（以下ベクターワクチン）」は、アストラゼネカ、Ｊ＆Ｊ、ロシアのスプートニクVなどが出てきました。

それから「不活化ワクチン」。これは主に中国製ですね。シノバック、シノファームのものが出ています。(2021年11月時点)

―― けっこう種類がありますね。

峰 ただし、主要な登場人物は、2社のmRNAワクチンと、2社のベクターワクチン、この4人と言っていいです。

―― どうしてでしょう。

峰 端的に言って、ファイザー、モデルナ、アストラゼネカ、J&J、この4つのワクチン以外は情報公開の内容、頻度や量がいまひとつで、評価がしづらいのです。純粋に科学的に客観的に検討できる部分が少ない。

―― 評価そのものが難しい。なるほど。逆にこの4社については検討が可能ということですね。

ワクチンの性能を比較する

峰 はい。まずmRNAワクチン。これは登場した当初に大方予想されていたよりも、はるかに良いプロパティ(property)を持っていました。私も、前回の本を書いたころからは、大きく前向きに評価を改めています。

――へー、プロパティってパソコン用語かと思っていたら、医学関係の方も使うんですね。

峰　そこですか。プロパティって単純に英語ですよ。財産、資産、物件、所有物、特性、属性、そして性質、効能。

――あ、そうなんですね……。じゃ、ワクチンのプロパティって何なんですか。

峰　ワクチンの場合はやはり効果、どのぐらい効くか。それから安全性。それからもう1つのプロパティは、どのぐらい実際に使いやすいかということがあるんです。

――使いやすいもなにも、筋肉注射でぶすっとやるだけでは？

峰　いや、ロジスティクス（物流）の問題があります。たとえば当初mRNAワクチンは、不安定なので輸送時も保管もかなりの低温環境、マイナス80度などでなければいけないとされ、非常に取り扱いが面倒でした。ところが、使っているうちにデータがどんどん更新されて、いつの間にかある程度はマイナス20度でもオーケーになっちゃいました。

――プロパティが向上した。

峰　とはいえ、ロジの部分ではアストラゼネカのベクターワクチンのほうが一枚上手です。保存温度が4度ですから。これは冷蔵輸送が普及していない、低所得国、中所得国では大きなメリットです。

――そういえば、J&Jのワクチンは1回打ちでいいんですよね。これはすごいメリットじゃないですか？

峰　そのとおりなんです。ただ重要なプロパティ、発症予防効果は62%ぐらいなので、うーん、何とも言えないです。ワクチンツーリズム（米国外からワクチン接種のために米国に行くツアー）などでは、再訪しなくていいので便利だからかなり使われていたんですけれど、副反応、なかでも血栓症の問題が出てからは一時差し控えられて、その後下火になっているという状況が続いています。

――そうか、副反応。

「リスク比」って、どういう意味？

峰　さて、肝心の効果なんですけど、まず第三相試験（ファイザーで4万4000人、モデルナで3万人の規模で実施された）で、ファイザーのワクチンが95%の発症予防効果。モデルナが94.1%の発症予防効果を発揮しました。重症化予防効果も90%以上。

――ここで出てくる95%の発症予防とか、90%の重症化予防というのは、新型コロナウイルスに感染しても95%は発症しない、発症した人の9割が重症化しない、という意味ですか。

峰　違います。ちょっとややこしいですが、第三相試験の仕組みを思い出してください。トータルではほぼ同じ属性を持つ、それぞれ数万人の集団を用意して、片方はワクチンを打ち、片方はプラセボ、偽薬を打つ。その人たちが普通に生活をしてある程度の期間が過ぎるうちに新型コロナに感染し、その中には重症化する人がそれぞれに出てくるでしょう。予防効果90％というのはその人数が、偽薬を打った集団でたとえば１４０人、10人だったら、ワクチンを接種した集団では14人、１人だった、ということです。

――えーと？

峰　数万人の参加者全員が新型コロナウイルスと接触する機会があったわけでは（おそらくは）ないわけです。

――ああ、そうか、参加者には普通に生活してもらうだけなんですね。全員にコロナの感染機会があったなら、「感染をこれこれの確率で防げる」と言えるけれど。

峰　「ワクチン接種以外は同じような属性の集団の人々が、同じような生活をして、その結果、ＣＯＶＩＤ－19を発症した人、重症化した人がそれぞれこのくらいいたよ」と比較した数字ということです。

――これは「発症する確率が下がる」と言ってはいけないのでしょうか？

峰　発症するリスクが９割下がる、という言い方になりますね。リスク同士の比較、「リスク比」です。

――本当にややこしいですね。倫理的にはよくないかもしれませんが、ワクチンの効きを試すために、ある程度の人数の人に「わざと新型コロナに感染させる」ような試験は行われないのでしょうか。

峰　「チャレンジテスト」といって、必要最小限の人数では行われましたが、ワクチンの効果判定目的ではありません。しかし、わざとウイルスに感染させるようなテストはおっしゃるとおり倫理的に厳しいものがありますね。

接種が本格化して、効果も副反応もはっきりしてきた

――そういえば、第三相試験の結果で好成績が出たのは昨年末でしたよね。でも、峰先生を始め、専門家の方はまだ慎重でした。

峰　はい。企業が行えるものとしては最大級といってよいであろう規模の第三相試験が行われて、両社のテストは十分信頼性があるものと考えてはいました。が、しょせん、試験は試験で、一般に接種が始まってみないとなんともいえない、というところがあるわけです。

そして実際、最近になって、ファイザーの治験のデータ管理にずさんなところがあったのではないかという指摘もでているんですね。

――数万人を動員する第三相試験ですらすべてを試せているとはいえないし、大手だから信

用できるともかぎらない……。

峰 そのとおりで、実際に臨床試験では問題とならなかったアナフィラキシー(125ページ)の問題が、一般に接種が始まったらすぐ出てきましたし、ベクターワクチンの血栓症やギラン・バレー症候群などの副反応、mRNAワクチンの心筋炎の副反応についても、さらに大規模に接種が展開されて初めて認識されたわけです。信用性も難しい問題です。

とはいえ、2021年11月7日現在に至るまでに両ワクチンの接種回数は米国だけで4億回を越え、日本でもすでに人口の7割以上が接種を受けました。結果は、第三相試験を十二分に裏書きするものです。

そして、発症予防効果と重症感染予防効果は期待以上だったわけですが、さらに実地での検討から「感染予防効果」があることが確実になりました。接種から時間が経たない間ならば、その効果は9割以上であることも示されました。

――あれ? 「発症予防」と「感染予防」って、どこが違うんでしょう?

峰 言葉のとおりですが、感染とはどういうことを指すかって定義が難しいんですよ。

――ウイルスが細胞に取りつきますよね。Sタンパクが細胞表面のACE2というレセプターにくっついて、細胞の中にめりめりっと入っていくわけですよね。これが感染では?

峰 これはそう単純に言い切れないのです。

細胞の中にウイルスが入った瞬間を感染と言うか、細胞の中で自分の成分を増やしだしたときに感染が成立したというか、すごく難しいところなんですが、この部分が重要ではあります。実際にはウイルスが増え始めたら、ということになるでしょうね。これを同定するのはけっこう難しくて、感染初期には検査でもひっかけにくいことが多いでしょう。真実は神の視座がないとわからないこともあります。専門家の言説でも「ここからが感染」という定義は、実は明確にはしていないことが多いです。

――感染予防効果は第三相試験でもわからないものなのですか。

峰 そのような試験を組めばわかりますが、参加者全員に毎日検査を実施するなどの方法を組んでおかなくてはならないわけです。そこまではしていなかったんですね。

一般社会でワクチンが接種されるようになって、PCR検査をたくさん行って無症状の感染者までチェックしながら見ていかないと、はっきり「効果あり」と言うことはできないわけで、そこまではしなかった。しかもPCR検査には偽陰性（感染者＝「陽性」の人を「陰性」と誤って判定する）などの困難もありますから、感染者を正確にあぶり出す、つまり感染予防効果を正確に求めるのは現実的にかなり難しいんです。

――なるほど。

峰 発症予防、重症感染予防、感染予防、この3つに加えて、第4の効果がだんだん見え始めています。ワクチンを2回接種した人でも、残念ながら感染する人は存在する。いわゆる「ブレイクスルー感染」ですね。そのブレイクスルー感染をした人を調べたところ、排出されるウイルスの量が速く減っていくことや、排出されたウイルスは培養しにくい、つまり感染させにくいのではないかということがわかってきました

――それはどういう……。

峰　排出量が減る、排出されても培養できない、つまり他人にうつしにくいわけですから、周りの人を感染させる可能性が下がるわけです。

――たとえばくしゃみをしても、飛沫の中に入っているウイルスの量が減るから、もし近くに人がいても吸い込む数が減って、発症しにくくなる。ということですね?

峰　そのとおりです。これはある意味では「排出抑制効果」とでも呼べるでしょう。

ということで少なくとも現時点では、効果も安全性も文句の付けどころがほぼない。「といっても、接種による人体への長期的な影響はわからない（誰も経験していないので当然ではあるんですが）」という声が聞こえてくるわけですが、それについては、のちほどまとめて。

――了解です。そして、ベクターワクチン、不活化ワクチンの実績はどうなんでしょう。

峰　残念ですが、mRNAワクチンに比べると効果が劣っていることが事実としてわかってきました。発症予防効果は95%のmRNAに対して、ベクターワクチンは7割程度、不活化ワ

クチンは6割から7割程度です。

これは冷厳な事実であって、ディスることが目的ではないんですけれども、ワクチンには明らかな性能差がある。

――なるほど。

打ってしばらくすると効き目が落ちる

峰 と、ワクチン、特にmRNAワクチンは非常に効果的だということが、この約1年で明確になってきた。一方で、接種開始から時間がたって話題になってきたのが効果の持続期間です。

世界に先駆けて接種を開始したイスラエルのデータを見てみると、2020年の12月から今年の1月ぐらいまでに打ち始めた人の感染予防効果は、特に今年になって現れた変異ウイルス「デルタ」に対してではあるのですが、半分以下などに下がっているんですね。4月ぐらいからの人は40~50%台。一方、打ち終わって2週間が経ち「fully vaccinated」になったばかりの人は90%前後を保っている。時間とともに感染予防効果は確実に下がってきます。

――あらら。

峰 ただ、重症感染予防効果は最初の頃に打った人も含めて、多くの人では90%のままなんです。重症感染はワクチンでかなりの期間防げるということです。ワクチンの効果ごとに、時間の経過によってばらつきがあるというのも、明確になってきたことの一つですね。

―― 時間とともに効果が減少し、でもそれにはばらつきがあることはわかった。そのロジックとか、どの程度減るかの予測とかは……。

峰 予測を正確にするのは難しいですが、これもやはり疫学的に、つまり集団で実証していくことが重要ですね。さて、そこにかかってくる今後の話題の1つは「ブースターショット」です。

―― そもそもmRNAワクチンは2回接種が必要ですよね。あれは中身は1回目と2回目で違うんですすか。

峰 mRNAワクチンは同じですね。基本的には、1回では刺激が足りないので間隔を置いて2回やる、ということです。この2回をプライマリーシリーズと言います。でも、1回目と2回目で、できる抗体が抗原（新型コロナウイルスのスパイクタンパク質）のどこに反応するかが変わることなどがあって、より「防衛力」が増すことも期待されています。

―― じわじわ効果が落ちてくるし、後でお聞きしますが変異ウイルスなんていうやっかいなヤツも現れた。だったら3回目打っちゃえ、と。厚生労働省も接種者全員に3回目を、との方針のようです。そもそもワクチンの効果というのは、体がワクチンに反応して作った抗体の量（抗体価）で計るわけですよね？

峰 というより、それ以外に数字として出せる指標がないということです。たとえば、T細胞の量と機能の状態は正確に規格化した計測法がありません。抗体の場合には基本的に量が効果に相関することがわかっています。でも、だからといって「抗体価がこんなに減った、下がった」と大騒ぎするのはあまり賢い反応とは言えません。

――そうなんですか？

峰　中和抗体（対象のウイルスに効く抗体、151ページ参照）の量が半分になったら、予防効果が半分になる、ということではないのです。抗体価が高い方が予防効果も高い、抗体価が下がると予防効果が下がる、という相関関係はあるのですが、比例しているわけではないんですね。抗体価が半分になっても予防効果は半分までは下がっていません。

――だったら、どのくらいの抗体の量があれば安心、という目安はあるのでしょうか。

峰　現状はわかりません。

――えー、そうなんですか。

峰　中和抗体は基本的に多いほど効果が高いのは事実です。しかしどこまで下がると予防効果が大きく失われるか、どの程度の曝露に対してどの程度の抗体価が必要か、などは明確にはわかっていないわけですね。たとえば67ページでお話しした、抗体カクテル。あれなんかは、めちゃくちゃな量の抗体を投与するんです。体中にワクチンでできる、全部の中和抗体よりも多いくらいの。

――ええっ。

峰　血中抗体濃度を計るのも意味がないと思うくらい大量です。でも、ウイルスって増えだしたらそれでも完全には抑えられないのですよ。細胞から細胞へ感染して幾何級数的に増える。それこそ100万倍とかになることも普通なので、通常の1000倍の抗体を入れても「だからどうしたの?」と、あっというまに圧倒されてしまう。増え始めたウイルスを抑えるのは大変なのです。

――そうか、ウイルスとの戦いって、そういう世界観なんだ……。ウイルスに有効な抗体を、増殖が本格化するより先に十分に供給できるかどうか、ってことか。つくづく、初動、初期消火が重要なわけですねえ。

副反応はどれくらい警戒すべき?

峰　次に安全性の問題について見ていきましょう。これは「副反応」の問題と言い換えてもいい。副反応というのは、ワクチンの接種によって「望まない健康上の問題」が生じることです。

――ワクチンの接種と因果関係があるもので、ですね。

峰　そのとおりです。ワクチンはヒトの免疫系を刺激するわけですから、その免疫の刺激に対する反応によって起こるものが、主なワクチンの副反応ということになります。ワクチンによって免疫系を騒がせてしまい、騒いだ免疫系が体に悪さをする、ということですね。一般的なワクチンの副反応としては、打った場所が痛む、腫れる、赤くなる、硬くなる。これは炎症ですね。それに加えて全身がだるくなる、倦怠感、それから熱が出る、頭痛がする。こういったことは全部免疫反応で説明ができるものです。

――異物が入って、それを認識して戦いを始めたことの証しなんですね。

副反応が強いと効果も高い？

峰　今回のｍＲＮＡワクチンについては副反応が出る割合は、たとえばインフルエンザワクチンと比べると多いです。接種した方の半数以上、痛みも含めると8割近くの方に出ると言われています。どれも長くて2～3日で引き、実際問題として命にかかわるレベルになるものは極めて少ない。しかし、かぜのひき始めからインフルエンザにかかったぐらいの症状が出ることは大いにあると。これは仕方がない部分ですね。

――私はほとんど出ませんでしたが、下痢やら嘔吐（おうと）やらに苦しんだ後輩がいます。「2回目を打つのを真剣に悩んでます」と言ってました。

峰　リスクとベネフィットで見て、副反応が嫌だから打たない方がいいかというと、基本的にはメリットの方が大きいと考えるのが一般的だろうと思います。

――はい、彼も結局打ちました。副反応があるということは免疫系が揺さぶられた結果なワケですよね。だったら、副反応が強いほど抗体がたくさんできる、ということになるんですか？

峰　残念ながらそれはほとんど関係ないみたいです。

――ガクッ。

峰　さて、シリアスな副反応にも触れましょう。まずアナフィラキシーです。基本的には重篤なアレルギーだと思ってください。これはファイザーのワクチンでだいたい100万回に4・7回、モデルナで2・5回出ていると報告されていました。

――接種会場でも、アナフィラキシーが出ないことを確認するための待機時間がありますね。私は大昔、ぜんそく持ちだったことを正直に報告したら、30分待機になりました。職域接種で勤務時間内でしたが、スマホでマンガ読んでました（笑）。

峰　いいですね（笑）。アナフィラキシーが起こったらアドレナリンという薬を投与する必要がある場合が多いです。対処しないと潜在的には命にかかわる可能性がある副反応なんですが、対処は可能で、国内でこれによる死者はいまのところ出ていません。

――なるほど。

峰　その後にわかってきた副反応が心筋炎・心外膜炎です。これは若い男性に比較的多く見られます。ワクチン接種後に心臓の筋肉や心外膜という心臓の周りの膜に炎症が起こるというものです。症状は、胸が痛い、息苦しいとか、熱が出るとか、倦怠感が強く出るということがある。心臓の筋肉が炎症を起こしている状況です。

かなりまれな副反応で、回復されている方が多いですが、やはり潜在的には命にかかわる可能性があります。治療法としてはステロイド剤や抗炎症薬ですね。現状で唯一、mRNAワクチンの副反応としては起きたら危ないこともあるかなと言われている副反応です。とはいえ、全体のリスクとベネフィットのバランスを見ると、「打つメリットのほうがずっと大きいよ」と判断ができると思います。

――ベクターワクチンはいかがでしょう。

峰 こちらも、発熱や頭痛などの副反応は同じように出ます。それからアナフィラキシーも起こり得ます。それに加えて出てきた問題が、先ほども取り上げた血栓症なんですね。血が固まってしまう。

事例としては100万件に数件という割合ではあるものの、起こってしまうと対処がとても難しいんですね。実際亡くなった方がいて、致死率も20％くらいです。致死的な副反応はまれではあるが生じるという状況。それに加えて毛細血管漏出症候群という別の副反応があることもわかってきて、すごくまれなんですけれども。さらに最近はギラン・バレー症候群という……。

——お、ゴルゴ13の持病ですね。

峰　そうそう、身体に力が入らなくなっていく、神経がまひする病気なんですけれども、これもベクターワクチンで起こり得るということです。どれもまれではあるんですけど、効果だけでなく安全性プロファイルとしても、やはりｍＲＮＡワクチンのほうがいいのかなというところがある。

不活化ワクチンは、一般的な副反応は起こり得る。他の副反応も起こり得ます。が、残念ながら先ほど申し上げたように、きちんとまとまった報告がまだ十分にはありません。ここまでが安全性です。

以上がワクチンについての最新状況です。効果も安全性も使い勝手もいい感じになっているわけですが、そこで影を落としてきたのが、「変異ウイルス」ですね。

——出ました、変異ウイルス。これはじっくりとお聞きしましょう。

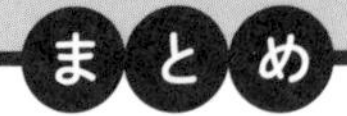

ワクチンは、ヒトの「免疫システム」を刺激する

ワクチンはあらかじめ病原体（新型コロナウイルス）の特徴をヒトの免疫システムに覚えさせて、本物がやってきたらすかさず発動、抗体で細胞への侵入を食い止め、侵入された細胞を破壊して増殖を止める。微量で大きな効果が期待できる賢いやり方だ。

ワクチンには様々なタイプがある

ワクチンは病原体を基にして作る。弱毒化した病原体を使う生ワクチン、完全に“息の根を止めた”病原体を使う不活化ワクチンなどがあるが、最近は遺伝子工学を使い、ヒトの細胞に無害化した「病原体のパーツ」を作らせる核酸ワクチンが実用化された。

メッセンジャーRNA（mRNA）ワクチンは優秀

新型コロナ用のワクチンの中では、核酸ワクチンの一つであるmRNAワクチンの実績が図抜けている。感染、発症を予防し、もしCOVID-19にかかっても重症化する確率をぐっと下げる。副反応は決してゼロではないが、接種するメリットは大きい。

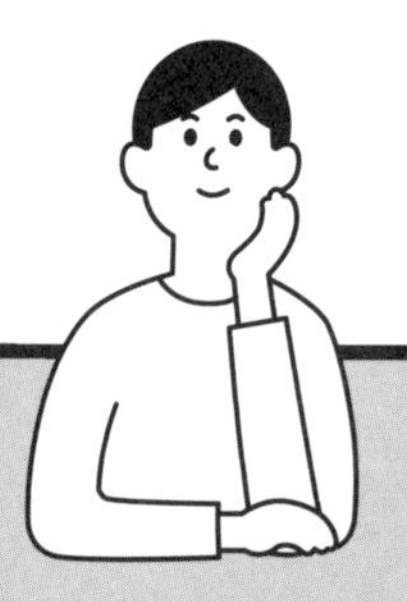

【この章を読んだら読みたい】
『しっかりわかる ワクチンと免疫の基礎知識』（峰 宗太郎監修、池田書店、2021年7月20日発行）
親しみやすいイラストが豊富に掲載され、余計な合いの手役（私）がいないのでスッキリ読める、ワクチンと免疫の入門本です。
『休み時間の免疫学 第3版』（齋藤 紀先著、講談社、2018年2月11日発行）
こちらは免疫学を大学で学ぶ人のための入門本。一般人には休み時間ではとても読み切れませんが、それでもこの分野のとんでもない複雑さの一端はつかめます。（編集Y）

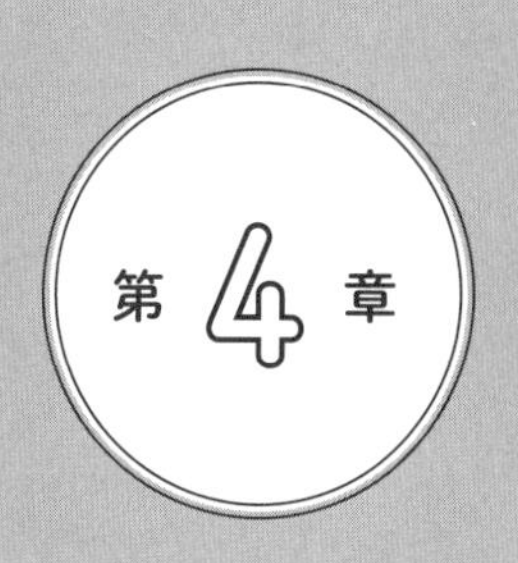

「変異ウイルス」は本当にコワいのか？

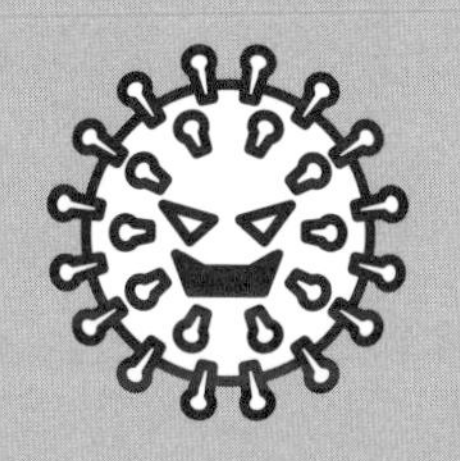

「変異〝株〟」と言ったらアウトです

——さて、いよいよ変異ウイルスの話にたどりつきました。そういえば、「変異〝種〟」とか「変異〝株〟」とか「変異〝型〟」とか、日本語ではいろいろな言われ方をしてますよね。これ、意味は全部同じですか？

峰　すごくいいところに気がつきましたね（喜）。例によって、議論する大前提として、言葉の定義はしっかり共有しておく必要があるので、この際、ぜひ覚えてください。

——……（へんなボタンを押したらしいぞ）。

峰　まず、最初に言っておくと、種、株、型、これは全部意味が違います。

——へ？

峰　そりゃそうです、違う言葉ですから。変異したウイルスのことは、最初は「変異種」と報道する例が多かったのですが、これは明らかにおかしい。「種」（ｓｐｅｃｉｅｓ）というのは「ＳＡＲＳ」、とか「新型コロナ（ＳＡＲＳ－ＣｏＶ－２）」とか、それから「インフルエンザウイルス」とか、ある確実な種類のウイルスの１つのかたまり、こういうレベルの違いなんですね。「種」という言葉をウイルス学・生物学でどう定義しているかはけっこう面白い。分類法（ｔａｘｏｎｏｍｙ）や分類学の話については各自調べていただくとして、ここでは、ウイルス研究者が使う言葉の説明として聞いてください。

――えーと、つまり、新型コロナウイルス「じゃない」ウイルスにならないと、「種」と言ってはいけないんですね。なるほど。

峰　次に「変異株」（mutated strain）と書く人も国内外問わず多いんですけど、「株」（strain）も微妙というか……いや、無理です。だめです。間違い。よって、厚生労働省も報道の多くもアウト。たまにＣＤＣもアウト。

――だめですか（笑）。米国疾病予防管理センターにダメ出しですか。

峰　どんな機関だろうがダメなものはだめ。ちょっと内輪話をしますと、実はこのあたりの用語についてはあまりにおかしいだろうということで、日本ウイルス学会にあるところを通じて諮問してもらったんですよ。そして、ウイルス学会では理事会まで開いていただいて、「株」を一般呼称として変異体にあてるのはやはり問題もあろうということになり、「変異ウイルス」を使いましょうという感じの結論を得た。で、国立感染症研究所のある部局でまとめて発表しようとしたら厚労省から横やりが入って、「これまで使ってきた言葉が間違いになってしまう」というのでストップがかかった……と聞いています。本当にどうしようもない。用語への意識は行政でもこんなありさまなのかと、つくづく嫌気が差しますよね……。

――えーと（フォローの入れようがない）。

ウイルスの変異とそれに応じた呼び方のイメージ

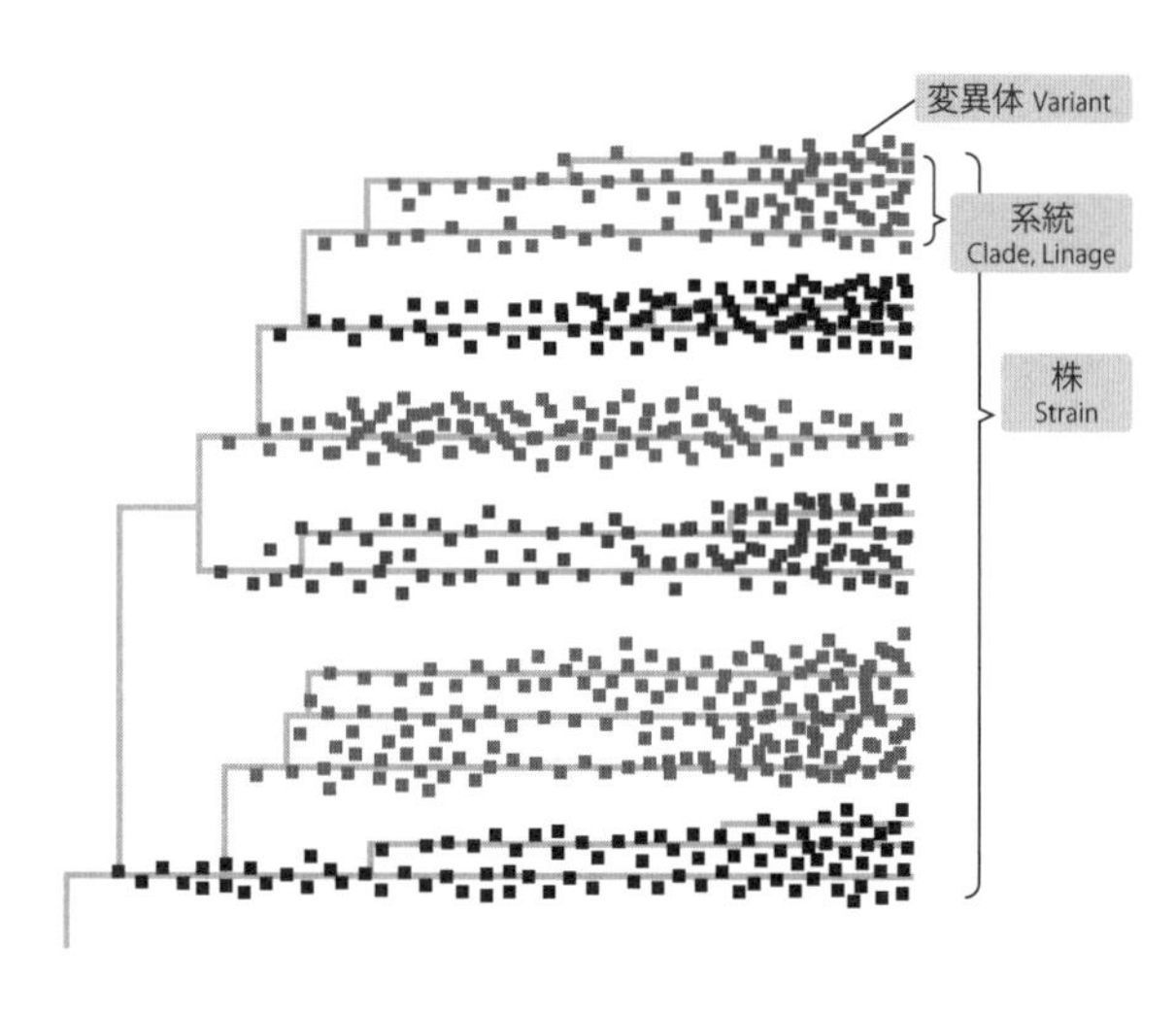

峰 （しれっと）で、株は英語ではstrainと言うんです。strainというのは「ウイルス学的な特徴が明らかに変わった」場合に、それまでのものとわける意味で「名前を付ける」、つまり分類するんですね。たとえば、いままではヒトにしか感染しなかったウイルスがブタにも感染するようになるとか、鳥にも感染するようになるなどの場合。これならば変異株、mutated strainでいいわけです。

――うーん。ヒトへの感染の「程度が変わった」程度では、株とまではいかないのか。

峰 今回のような、特徴がウイルス学的に大きく変わるとまでは言えない変異が生じたウイルスが現れた場合には、英語ではvariantと言います。塊でみる場合にはｃｌａｄｅ、ｌｉｎｅａｇｅと言うんですね。ｖａｒｉａｎｔを訳すと基本的には「変異体」なんです。ｃｌａｄｅは「系統群」と訳します。系統群というのは１つの系統に属しているｍｕｔａｎｔであるというイメージですね。ｌｉｎｅａｇｅという言葉も、ｌｉｎｅから来ている言葉で「系統」と訳しますが含意は同じです。

――なるほど。大本は同じだけど、その中でこれまでとは違う系統だよ、という。

峰　なのでアルファ、ベータ、ガンマというときは変異体とか系統群、系統として、アルファ系統とかデルタ変異体とかいうのが正しいですね。だからアルファ株、デルタ株は×、だめです。ただ、この概念とは別に、ある変異体を発見して分離株（ｉｓｏｌａｔｅ）を得たとき、その分離されたウイルスを「株」と訳すことがあって、ちょっとややこしいんですね。たとえば、ナントカ県カントカ市で得られたＳＡＲＳ－ＣｏＶ－２を「カントカ株」といって実験につかったりする。ただ、これは分類学の用語ではなく、まぁ、簡単に言えばサンプル名です。私の鼻から採ってきたら「ミネ株」と名前が付く可能性があるわけです。

――（スマホで検索）あ、ｓｔｒａｉｎって、淵源、「オリジン」という含意があるんですね。

峰　そうそう。株、ｓｔｒａｉｎって「はじまりの１つ」なんです。この例の場合は分離された最初の１つが「ミネ株」というサンプル名。これとは別に分類学的な用語として、武漢で見つかった〝最初の〟ウイルスは「武漢株」と呼ばれるわけです。これをオリジナル株

(ancestral strain)として変異体が出てくるわけです。

――そうか、そうか。変異体の基点となるものとの流れが1つの「株」なのか。

峰 ということで、この本でも「変異体」と呼びたいところですが、残念ながら世の中ではあまり使われていない。なので、「変異ウイルス」とぼかして広い言い方にしましょうか。変異体の名前はWHOのラベリングに従い、アルファ、ベータ、と、ギリシャ文字の名称そのままでいきましょう。

じゃ、復習から。新型コロナウイルスはどのようにして増えるんでしたっけ。

RNAが書き換わっても、変異するとは限らない

――ウイルスは我々、生物のように自己増殖、自分だけでは増えられないんですよね。

峰 はい。確認ですが自己増殖とは?

――えーと、我々生物は、自分自身の細胞の核に遺伝情報、DNA(デオキシリボ核酸)を持っていて、そのDNAを自分の細胞内で倍に増やすことができる……んでしたっけ。二重らせんがほどけて、それぞれが別のDNAになる、みたいな。

峰 そう、それが生物における自己増殖の大事な部分ですね。ではウイルスは?

――はい。感染した生物の細胞の中にある機能をいわば乗っ取って、自分のDNAや

DNAとRNA

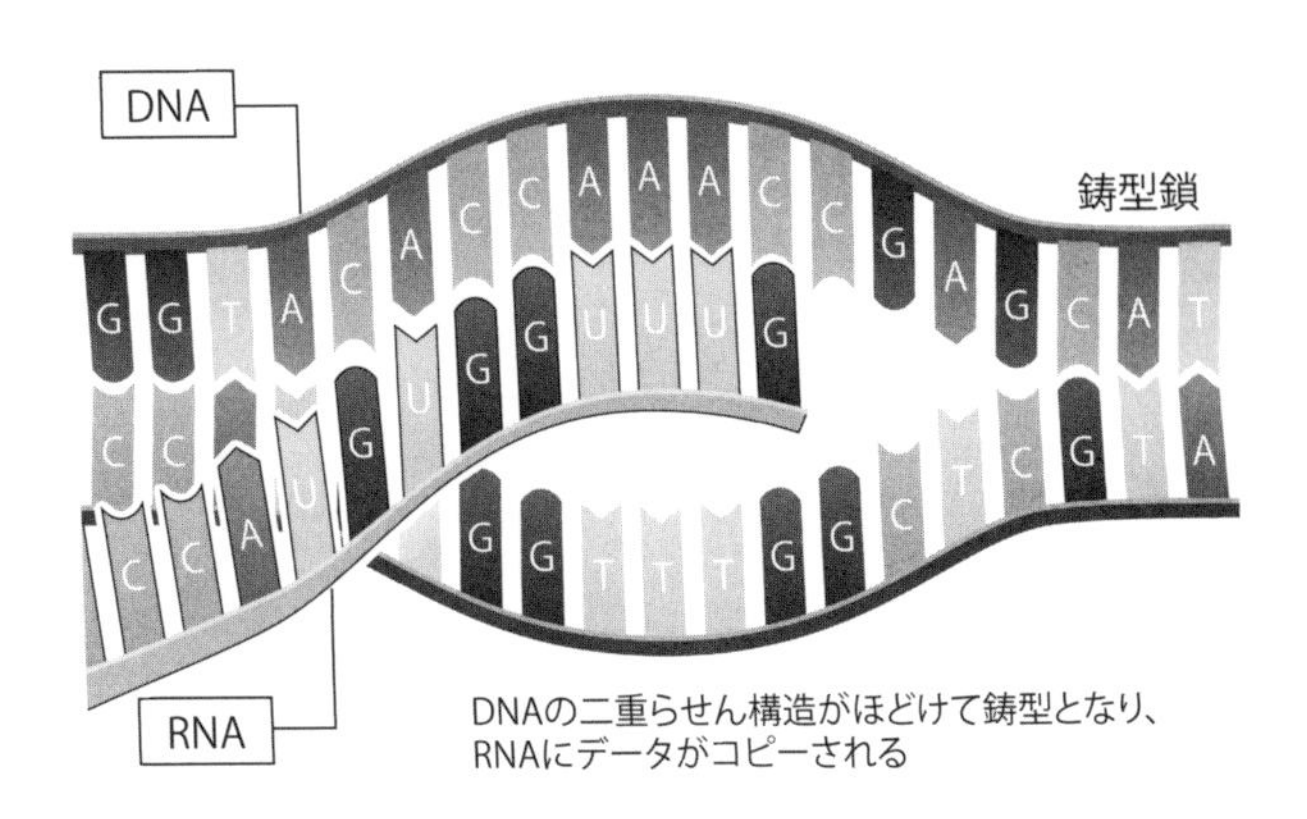

DNAは二重鎖、コピーする際にほどけてRNAに転写される

ＲＮＡをコピーさせて、また、構成するパーツも作り出して、人間や動物の体内で増えていく。

峰　はい、ではＤＮＡとＲＮＡはどういう関係にありますか？

——基本的に細胞のある生物では、遺伝情報は細胞の核の中でＤＮＡという安定した形で保存されていて、コピーするときにＲＮＡ（ｍＲＮＡ）に転写する、でしたっけ？データ元がＤＮＡ、コピーがｍＲＮＡ。

峰　ざっくり正解です。ちなみにウイルスには、自分のデータをＤＮＡで持つタイプとＲＮＡで持つタイプがありますが、新型コロナウイルスはどちら？

——後者でしたね、ＲＮＡで持っている。「ゲノムＲＮＡ」。

峰　よくできました。さて、「新型コロナウイルスの変異」というのは、基本的にそのＲＮＡに書き込まれている遺伝情報が書き換わってしまうことを言います。ただし、ＲＮＡが書き換わっただけでは「変異した」とは言えますが、ウイルスの性質が変化するかどうかは実はわからないんですよ。ＲＮＡの情報を基にしてタンパク質を作り出す……業界用語でタンパク質に「翻訳される」と言いますが、その時点で、できたタンパク質が変わり、それが影響する場合に、主にウイルスの性状が変わったことになるからです。

――　データが最終製品の形になった段階で、初めてウイルスの性質に影響が出る、と。あっ、そもそもここで言う、ＲＮＡが運ぶ「データ」って、実体は何でしたっけ。

峰　「Ａ、Ｔ、Ｇ、Ｃ」「Ａ、Ｕ、Ｃ、Ｇ」とか、生物の時間に習いましたよね？

――　おぼろげな記憶が……さっきどこかの話でも出たような……。

峰　深入りはしませんが、このアルファベットは「塩基」というものを表していまして、ＤＮＡ、ＲＮＡの構成要素です。アデニン（Ａ）、グアニン（Ｇ）、シトシン（Ｃ）、ウラシル（Ｕ）、チミン（Ｔ）。これらのうち３つの塩基の組み合わせ、たとえば「ＡＵＧ」が「メチオニン」というアミノ酸をつなげるよ、というデータになるんです。このうちＵはＲＮＡにのみ、ＴはＤＮＡにのみ使われるので、４つの塩基の中から３つを選ぶことになります。

３つの塩基の並び方は既存の「アミノ酸をつなげろ」という指示なのです。アミノ酸が鎖状

コドン表の一例

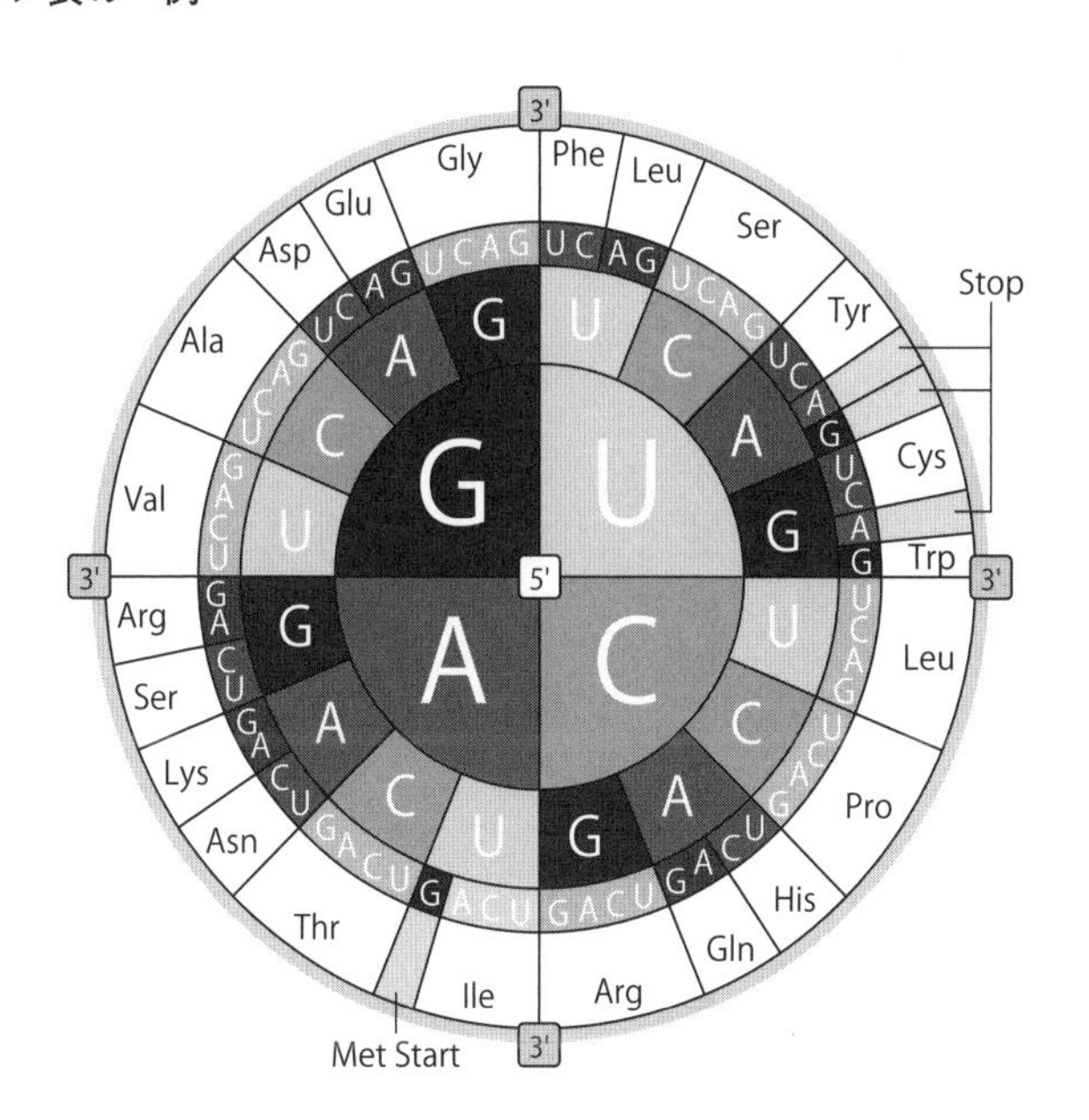

につながってタンパク質が合成されるわけですね。タンパク質というのは複雑な形をしていますが、DNAやRNAなどと同じように、1本のチェーンとして合成されるものです。

――どの組み合わせだとどのアミノ酸、という一覧表みたいなものはありますか。

峰　あります。「コドン表」ですね。

――これか、うっひゃー!

峰　面白いのは、このデータには冗長性があって、1文字変わったらできるアミノ酸、タンパク質が必ず変わる、というわけではないんです。

――あっ、そうなんですか。

峰　「サイレント変異」と呼ばれる、タンパク質には影響がない変異も存在するわけです。一方「ミスセンス」といってタンパク質の内容が変わるような変異もあるし、「デリーション」といって、文字がぽこっと落っこちてしまうこともあります。

――なるほど。で、ここからが大事だと思うんですが、そういう変異はどうして起こるんですか？

峰　というか、そもそも、ウイルスって常に変異しているんですね。

――は……？

ウイルスは感染するから変異する

峰　ヒトの体に感染して、細胞の中で子孫のウイルスができるときにしょっちゅう遺伝情報が書き換わるんです。すなわち、ウイルスが自分の遺伝情報を複製するときに書き換わってしまうのです。そして、結果としていろんな変異のあるウイルスが一つの宿主個体内でも生じ得ます。たとえば私に感染した場合に私の体の中に何種類も変異が出現し得るんですよ。

1人のヒトの中でも感染しているのが1種類じゃないことがあるんですよ。変異ウイルス、もともとのウイルスといろいろ出てくるわけです、ウイルスが変異するのはそのくらいありふれた状況ではある。

――感染してウイルスが増殖した段階で、変異して当たり前だと?

峰　そうなんですよ。

――うーん、感染するから変異する。それは、新型コロナウイルスのRNAを我々のリボゾームが取り込んでタンパク質に翻訳する際に、たいてい何らかのランダムな変化が起こる、という意味でしょうか。

峰　いえいえ、その段階ではないんですね。それ以前の、ウイルスのRNAが複製されて、子孫ウイルスに入れ込むRNAを作り出す際に、変化が起こってしまうんです。73ページで、「RdRp」の話をしましたね。

――はいはいはい、治療薬の話のところで出てきました。塩基が出たのもそこでしたね。RdRpはRNAをコピーする際にウイルスが使うコピー機ですね。治療薬の一部は、RdRpの作用を妨害してコピーエラーを起こさせる、という。

峰　そうです。治療薬はウイルスのコピー作業を強烈に妨げるのですが、そもそも複製の際にはエラーがある程度の頻度で起こる。そのエラーというのは塩基(RNAでいうとA、C、G、U)の部分が別のものに置き換わる、つまり、変異するわけです。

進化論的になりますが、なおかつそこには「選択圧」というものがかかってきます。感染者のそのときの体の状況に「より適した」変異を起こしたウイルスが、他のものより増えやすくなり、逆に、適さない変異を起こしたウイルスは減っていきます。増えたり広がったりするのに有利な変異を得たウイルスが体の中でドミナントになる、つまり大勢を占める。そうすると体の外に排出される確率も高くなり、他の人にまた感染して増えるわけですね。
ウイルスに変異を「起こさせた」感染者がいる集団の中で、さらに感染が広がっていって、もしその集団の中でも他より増えやすいということになれば、今度は集団の中でドミナントになっていく、と考えられるわけです。

コワい変異ばかりが起こっているわけでもない

——あの、先生、「新型コロナウイルスは変異するぞ、だから怖いぞ」じゃなくて、「ウイルスならば変異して当たり前」、という理解でいいでしょうか。

峰　そのとおりです。変異は当然するわけです。変異した中で、より宿主の体などで増えたりするのに適しているタイプのものが増殖しますし、うつりやすければより広くうつる、我々の感染対策をすり抜ける性質を持っていればさらに広がりやすい、ということになるんですね。

——なるほど。で、レトリックの問題かもしれませんが、「変異するから感染しやすくなる」

というよりは「変異して感染しやすくなったものが勢力を拡大する」ということですよね。ということは、感染や、毒性というんですか、人間にとって不利な変異だけが起きているわけではないのかな？

峰　そういうことですね。ウイルスには思考もなければ戦略もない。ただひたすら変異して総当たりを試みているだけなんです。実際にはニュートラルといって、変異によってたいして性質は変化しないものがほとんどであると思われています。

ただ、総当たりされると、我々人間が思ってもいない方向から感染が広がることもある。潜伏期が長くて、かかった人が知らない間に感染を広げるところなんかもそうかもしれないですよね。なので、あたかも、新型コロナウイルスが狡猾で、人類への悪意を持っているように感じられたりするわけです。

――　たしかにたしかに。我々の隙を突いてくる！　ような気がします。

峰　でもそうではない。なぜ隙を突かれるのかといえば、何度も申し上げていますが、我々が「可能性」として考え出せることには限界があるから。ウイルスは無作為の変異でたまたまそこを乗り越えてくる「ことがある」。

――　なるほど。だからあたかも狙って変異しているように見えるけれど、裏には膨大な、感染しやすさにつながらなかった変異がある。我々にとって有利な変異も起こっているだろうけれど、それは感染しやすさにつながらないから、消えちゃうわけか。

峰 そういうことです。

「うつりやすさ」を測定するのはけっこう難しい

―― では、感染のしやすさというのはどこの変異がかかわるんですか。

峰 そこは難しいところですが、説明がしやすいのはやはりスパイクタンパク質（Sタンパク）に変異をもたらすところですね。

―― Sタンパク。新型コロナウイルスの表面にあって、ヒトの細胞のレセプター、ACE2にくっつくところでしたね。

峰 そうです。細胞にくっつきやすいというところが変異するということは、くっつきやすさが変わる。そうなれば感染しやすさが変わるだろう、と、容易に想像できますよね。

―― なるほど、どういう機能を持っている部分のタンパク質が変化するかがわかれば、その影響も推測もできるわけですね。

峰 実際には難しいところもありますが、まずは注目するべきポイントではあります。問題は、たとえばSタンパクの部分に変異があったからといって、じゃあ、これは本当に変異する前よりもうつりやすいのか、ということです。

――変異が起これば感染しやすいとは限らないんですもんね。それと、ここで言う「うつりやすい」という言葉の意味も知りたいです。たとえば変異ウイルスが「何割うつりやすくなった」と言われることがよくありますが、あれはどういう根拠なのでしょうか。

峰 はい、例によって順序立てて行きましょう。これに関しては、いくつかの変異したウイルスのSタンパクが、実験上は細胞表面のレセプター、ACE2との親和性が上がることは明確に、よくわかっているんです。また、一部の動物実験でうつりやすさが若干変わる可能性があるということもわかっているわけです。

デルタという変異ウイルスが出てきて、伝播性の上昇はほぼ確実になりました。ただ、どのくらい感染しやすくなったかの確定、というのはやはりとても難しいですね。疫学データを解析した結果が公表されていますが。

――その疫学データというのは、ワクチンの第三相試験(24ページ)のような、対象例を用意して数万人で変異前と変異後のウイルスで比較、というようなものではない?

峰 あ、そういうものとはまったく違います。「疫学データを見ると、感染のしやすさが何%ぐらい高いのではないか」ということを言っているのは現実世界の「観察研究」でのデータです。様々な交絡因子(こうらく)(お互いに影響を与え合う要素)もあって、厳密に変異ウイルスの性状変化だけの影響を見るのは難しいんですね。

――そんなもんですか？

峰　たとえば今日、東京のある繁華街で感染した人から変異ウイルスが見つかった、とします。そして、その変異ウイルスがばーっと広がったとします。でも、そのウイルスが本当に「パワー」を持っているからわっと広がったのか、広がりやすい行動を取る人がその繁華街に集まっているからなのか、というのは簡単にはわからず、分けるのは難しいですよね。

――うーん、そうか。気を取り直しまして、ここまでのお話を私の脳がどう受け取ったか、なんですけど。感染が広がれば感染者が増えてその体内で、変異したウイルスというものが自然に発生し、より状況に適したものが増えていく。何が言いたいかというと、体内で増えやすくて伝播性の高いものが当然ドミナントになっていくんだから、つまり、変異したウイルスが出てくるのも、広がってくるのも、感染の拡大とともに起こる自然な現象なんじゃない？　という気がするんですが。

峰　そのとおりです。

――あ、いいんですね。

峰　それでいいです。

――自然現象だからといって、放っておけばいいとも思えませんが……。

峰　ますますいいですね。もうちょっと勉強しますか（笑）。

――(しまった)

変異ウイルスと集団免疫の関係

峰　まずR_0(アールノート、基本再生産数)の話をしましょう。「免疫を持つ人がいない、感染対策も何も取られない」、ウイルスにとってはある意味理想的な環境下で、1人の感染者が何人にうつすか、という、いわばウイルスのうつりやすさに関する「基本性能」を示す数字です。ちなみに「ノート」とは〝ない〟を意味する英語の「nought(nought)」です。

――Rに「0」が付かないものもあるんですよね。

峰　実効再生産数、「R」ですね。マスクや手洗い、ワクチンなどの対策が取られた、実際の社会で、1人の感染者が何人にうつすか、を示します。

――R_0がカタログ上の性能、Rが実際の性能、みたいなものかな。

峰　はい、で、R_0はとても重要です。というのも、感染の広がりやすさに直結していますし、これが大きくなると「集団免疫」を獲得するのが難しくなるからです。

完全な「集団免疫の状態」になると、何も対策をしなくても流行は消滅します。それが成立するためには、1－1／R_0(%)以上の比率の「免疫の保有者」がいることが必要なんですが、R_0が大きいほどその比率(免疫を持っている人の比率)は上がることがわかりますよね。

――「感染する力」が強いウイルスほど、免疫を持つ人が多くなければ感染が止まらない。はい、素直に理解できます。

峰　このR_0がウイルスの変異によって変わってきたわけです。

――体内で増えやすくなる（排出するウイルス量が増える）、Sタンパクが細胞にくっつきやすくなる、などの変異の影響ですね。

峰　そうすると「変異ウイルスの伝播性の上昇によって、集団免疫の獲得は困難になった」と言える状況が出てきたわけです。ただ、実際には、このR_0の式は、申し上げたとおりウイルスにとって理想的な、ヒトの免疫以外の予防策などは考えない場合の式なんですね。実際には予防策を組み合わせて対策をしますので、Rは1を下回ることも普通にある。ですから、「集団免疫という状態」の達成は難しくなりましたが、なにも悲観することはないのです。

そして、ワクチンには打った人が得られる利益である「直接効果」と、打った本人以外にも影響が出る「間接効果」がありますが、この間接効果は接種率上昇によりドンドン強く出る。つまり、接種率が上がれば流行のコントロールはしやすくなるわけです。なので、集団免疫状態が達成できなくなったからといって、ワクチンを打つ意味が薄れるわけではまったくないんですね。

――それは一安心。

峰　はい。変異ウイルスによって変化するウイルスの性質としては、伝播性の上昇、病毒性の上昇、そして免疫から逃避する性能の変化などが問題になるんですが、集団免疫については伝播性の上昇に関する話なんです。

では病毒性はどうか。これもデルタなどでは上がっている可能性があります。メカニズムはやはり厳密には言及困難なんですけれど。

――なるほど。

変異ウイルスはワクチンを効かなくするか？

峰　さて、変異で一番話題になりやすく、よく報道されているのは、ワクチンの効果に対する影響ですね。ワクチンはSタンパクに対する抗体を作らせるわけですけど、そこの1カ所2カ所が変異しても、効き目にたいした影響はないことがほとんどです。ただ、効果が高い、抗体が一番がっちりくっつけるところに変異が入っちゃうだとか、大きくタンパク質の形が変わるような変異があると、やっぱりワクチンが効きにくくなる、そういう「エスケープ」、いわゆる免疫から逃れる性質が出てくることがあるわけです。

――そうなるとやっぱり心配ですねえ。

峰　ただ、新型コロナはインフルエンザウイルスなど一般的なRNAウイルスに比べれば変異が少ないのです。そもそもＲＮＡウイルスというのはＤＮＡウイルスに比べると変異が速い（多い）のですが、コロナウイルスのＲｄＲｐには校正機能（ｐｒｏｏｆｒｅａｄｉｎｇ）といって、エラーを見つける機能がついているのですね。なので、インフルエンザウイルス（これもＲＮＡウイルスです）などよりコロナウイルスの変異は相対的に少ないのです。そこはワクチンにとってはラッキーな面でもありますね。

――新型コロナには校閲さんがいるのか（笑）。

変異をそこまで恐がらなくてもいいワケ

峰　そして、いままで麻疹とか、めちゃめちゃはやったウイルスにおいても、エスケープ変異が広がってワクチンがまったく効かなくなる、といった大きな問題になったことってあまりないんです。

――そうなんですか。なぜでしょうか。

峰　薬剤に対する耐性を獲得する変異は、結核とかＨＩＶとかではよくあるんです。ＨＩＶは「慢性」の症状を起こす病原体でしたよね。どうしてかというと、ヒトの体の中で長い間、10年間とか感染継続して「培養」されちゃうウイルスなので……。

――あ、そういうことか！　耐性を獲得するだけの変異を繰り返す時間があるわけだ。

峰　そうです。なので、ＨＩＶの治療は、抗ウイルス薬はたとえば3種類とか、いくつも組み合わせて服用するんです。1種類だけだと耐性を得てしまいますが、3種類ぐらい一緒にやっておくと大丈夫。つまりこれも確率論なんですね。要は免疫を回避する性能があって、かつドミナントになるような変異をあまり発生させなければいいわけです。

さて、そうするとこの新型コロナウイルスの場合はどうするのがいいか。結局、変異を起こす回数を減らすには、まずは流行を抑えればいいんですよ。

――わかった。そうすれば変異を起こす回数が減るからですね！

峰　ご名答。もう一つ、免疫不全などの患者さんではけっこう長期間ウイルスが1人の体の中にいることがあるんです。そうするとウイルスの増えている期間が長くなるので、変異が蓄積しやすくなります。そういう意味では、長期間感染した人からうつるのを特に注意する、ということも大事になるかもしれませんね。

あとは原理的には、ウイルスの変異にも限界がある、ということが重要です。Sタンパクの形が変わり過ぎてしまうと、こんどはＡＣＥ2にくっつけなくなってしまうわけです。そうするとウイルスも増えられない。なので、ＡＣＥ2にはくっつけるけれども、ワクチンでできた抗体からは逃れられる、という範囲の変化のある変異が起こると考えられるわけですね。

つまり、変異への対策の基本は、とにかく予防してうつらないようにすることなんです。

――感染が広がれば広がるほど変異ウイルスが増える、という理屈ですもんね、これ。

峰　そうです。ですからワクチンを打つ人が最初に多くて、なおかつみんなが予防策を取っていれば、もちろん変異は出るんだけど、たとえば突然空気感染するようになるとか、そういうよほどとっぴな変異じゃない限り、全然問題ないんですよ。

――じゃあ先生、逆に言うと流行がうだうだ長く続いていると、どこかでそういうかなりヤバい変異が起こって、それが、えーと、ドミナントなものになってしまうリスクも確率的には出てきちゃうんじゃないんですか？

峰　まぁそうなんですが、さっき言ったぐらいの大きい変異だと、変異というよりもウイルスの進化で「種」が変わったり「株」が変わったりした、というレベルなんです。

――あ、なるほど（何を言っているのかすぐわかる。言葉の定義が重要なわけだ……）。

峰　もちろん、人間社会で流行しているときだけでなく、自然環境の中でも変異が起こっていますし、大きな変異が出ることはいくらでもあります。たとえば今回の新型コロナウイルスは、たぶんどこかでそういうとんでもない変異を起こして、ものすごい能力を手に入れているんですよ。どういう変異かというと、動物だけでなくヒトに感染するようになったと。

――そうか、新しい宿主ができたのか。

峰　そのステップで種が変わるくらいの大きな変異をしていると思うんですよね。そういう変異が同じウイルスでまたすぐに起こる可能性は、もちろん、まったくないわけではないんですけど、確率としては、まずは天文学的に少ない数字だと思います。

mRNAワクチン対変異ウイルス

——現状の主力、mRNAワクチンは、変異ウイルスに対してどのくらい有効とされているのでしょうか。

峰 さきほどちょっと出ましたが、有効性をどう計測するかから説明しましょう。まず一つは、ワクチンによってできた抗体、正しくはウイルスの能力を中和するということで「中和抗体」(neutralizing antibody)と呼ばれますが、この中和抗体がどのぐらい効くかという数値で測られています。

——これは試験管の中での実験ですか?

峰 そうです。中和抗体が試験管内でどのぐらい効くか、「中和力価」と言うんですけれども、ウイルスの活動、簡単に言えば細胞内への侵入をどのぐらい止められるかの値です。

これはアルファ、ベータ、デルタ、ラムダ、ミュー…などなど、どの変異ウイルスに対しても低下するんですけど、まったく効かなくなるわけではないんですよね。

もう1つは、実際にヒトで感染をどのぐらい防げるかというエフィカシー(efficacy)、エフェクティブネス(effectiveness)。実際の有効性、発症予防効果とか感染予防効果、そこが低下するということで出てくる。mRNAワクチンは95%ぐらいの効果があると言われていたんですけれども、デルタへの有効性を見てみると88%程度に下がっています。なので、下がっているっちゃ下がっているけど、まあ、許せるかなという感じです。

アストラゼネカ製のベクターワクチンはもともと発症予防効果が70%ですが、65%~68%に下がっていると言われています。ただし、ベータには10%も効いてないいんですが。

――へえ。

峰 そういうことを考えると、いずれも「変異ウイルスにもワクチンは効いている。けれども、効き具合は変わるという認識は必要」ということ、これはだんだん共有されつつあることなのかなと。

――そういえば、「mRNAワクチンは設計製造が非常に簡単だ」という話もありますね。たとえばやばそうな変異が出てきたとしても、製造が簡単なmRNAワクチンだったら、すぐそれに対応したモディファイができる、みたいなことはないんですか。

峰 あります。そのとおりなんです。フレキシビリティー(柔軟さ)ということなんですけれども、変異が出てくればその変異に対応したmRNAでまたワクチンを設計し直すことができるので。実際、ビオンテック社は、マイナーな変異であれば、6週間あれば対応する新しいワクチンを製造できる、とコメントしていますね。

そもそも「感染させる力が強い」とはどういうことか

――ところで、ウイルスの「感染力」というやつは、基本的には体内から外に排出されるウイルスの量と相関すると考えてよろしいんでしょうか。

峰 大変良い質問です。なのでまず言葉の訂正から。「感染力」（infectivity）とは言わないほうがよろしい。試験管の中で細胞に感染させる、この力のことを感染力と言うのは正しいです。ただヒトからヒトへうつることは、これは伝播なので伝播性（transmissibility）と我々は言っていますね。

――なるほど。感染力は試験管、伝播性は実社会。

峰 伝播性には何が影響しているかということになるんですが、これは難しい。

――やっぱり難しいんですね。でももうちょっと知りたいです。

峰 考えられる要因を挙げてみましょう。ウイルスのSタンパクが細胞に以前よりくっつきやすくなっているとすれば、たとえばこれまでは「1000個のウイルスのうち1つが細胞にくっついて感染が成立する」だったのが、Sタンパクがくっつきやすくなっているから、100個に1つ感染が起きる、という可能性があるんですね。これはウイルスの親和性とかフィットネスという概念にもつながっています。
そしてYさんが言われたウイルスの排出量が増える場合。たとえばいままでくしゃみをしていたら、身体から出る水滴一粒の中に1000個しか入っていなかったのが、変異ウイルスになると一粒に10万個入っている、とかです。そうしたらマスクをしていない相手のくしゃみを浴びた際に、同じしぶきが鼻に1つくっつくだけでも、けた違いにたくさんのウイルスにさらされる可能性があるわけですね。そういう状況になると当然、伝播性は上がる。
もう1つ考えなきゃいけないのは、排出量とも関連するんですけど、ウイルスの排出期間が長くなっている可能性があるわけですね。長い間ウイルスを出している人は、その間に別の人に接触する機会、時間、場所が増えるわけじゃないですか。1人の人から他の人にうつしやすくなるということです。

――たしかに。

峰　このようにいろいろなことが考えられるので、感染者数の推移からRを推定することはできても、メカニズム的にどれが一番効いているのかを確定するのはとても難しい。

――例によって集団でしか見られないから難しい。たとえばデルタの伝播性が強いのは事実としても、この3つのうちのどれかというのはまだ……。

峰　わからないです。

「理由・理屈がわかっていないこと」も山ほどあります

――わからない、なるほど。ちなみに細かいところですけど、ウイルスの排出量が増えるというのは、単純に体内で増殖するスピードが速いとかそういう意味なんでしょうか。他にも何かあり得るんでしょうか。

峰　そうですね……まず1つの細胞でできるウイルスの量が増える場合があります。もう1つ、免疫をうまく回避する能力を獲得していれば、感染できる細胞が増えますから量は増えますね。もうちょっと言えば、くっつく細胞が変わっている可能性もあるわけです。

――げっ。

峰　たとえば、これまでは上気道から肺の細胞でよく増えていたウイルスが、鼻水を出す細胞などで増えやすくなっている、というようなことも考え得るわけですね。

――そこで増えたウイルスは、以前よりくしゃみや鼻水、呼気に混じって外に出やすくなる、ってことですね。

峰　と、いろいろ可能性はあるんですけれども、「現象としてはわかっている。けれども、厳密にメカニズムを説明することは難しい」ことがたくさんあるんです。

――なるほど。でもちょっと突っ込んでお聞きするだけで、わかっていないこと、考えられる可能性がたくさんあるのに、世の中ではけっこう断定的に因果関係が語られることが多いんですねえ。

峰　そうそう、みんな案外「わかっていないことの多さ」に気づいてないんですよ。いま、現時点で「まず間違いない」と言える、基本的なところから対応策を考えるべきだと思います。

――　変異ウイルスの話は「わかっていない」ことがまだまだ多い。

峰　変異でウイルスの性状が変わっているのは事実。感染対策に影響が出ているのも事実。ですけれども私は、変異ウイルスを気にするよりもっと大事なことがあるだろう、と思っています。というか、ウイルスが変異しようがしまいが、我々が打てる手は変わらないんですから。

――　打てる手は変わらない、といいますと？

峰　左ページの式を見てください。

――　うわ、いきなり！　数式キライなんです。P_cとかP_Iとか、何なんですか。

数式が教えるシンプルで確実な対策

峰　R、すなわち実効再生産数（実際の環境下で感染者からうつる人数）は、P_I（非薬物的介入、マスクとか、距離を取るとか）と、P_I（免疫を有する人の割合）が高いほど減る、というだけの、シンプルな式なんですよ。

実物再生産数Rの式

$$R = (1\text{-}p_C) \cdot (1\text{-}p_I) \cdot R_0$$

R：実効再生産数　P_C：非薬物的介入
P_I：免疫を有する人の割合　R_0：基本再生産数

――さっきの式はR_0、ウイルスに対して何の対策も取らない状態のものでしたけど、こっちは、いろいろ対策が入るから、式の変数が増えたわけですね。

あー、そうか、免疫を持つ人が100％（数式ではP_Iが「1」）になるとか、完全にソーシャルディスタンスが守られて、誰も他人と接触しなくなれば（P_cが「1」）、そりゃ、R_0がいくら高くっても実効再生産数はゼロになりますね。つまり、ウイルスはもう増えることができない。

峰　そう。今回の変異ウイルスの増殖でR_0の数字は変わります。しかし、だからといって取るべき対策、ここで言う「P_c」の内容が変わるかというと、何も変わりません。変異ウイルスという、あまり考えても仕方のないことで、対策の担当者でもない人が大騒ぎする必要はないんです。

――ああ、そうか。おかしな言い方ですけど、変異自体をどんなに問題にしたところで、「感染を抑制する」という手以外に、有効な策ってないわけですね。

峰　策として、何を目的とするのか。まず、減らさなければいけないのは「変異ウイルスの増加」ではなくて、「流行そのもの」なんです。流行が拡大して変異ウイルスが登場するようになったら、なおさら、基本対策がより重要になる、ということです。

――できることは何もない方向でパニックを起こすよりも、そもそも地味だけど有効な感染防止の対策があるんだから、そっちを強化するようにすべきと、そういう話ですね。

峰　はい。現にデルタ変異ウイルスが主体であった日本での第5波も収まってきたわけです。基本的対策が非常に重要であることは間違いがない。ここが少しでも伝わればと思っています。

まとめ

ウイルスは「増えるたびに変異」する可能性がもともとある

ワクチンは生物の細胞内で自分を増やすたびに、自分の遺伝子に変異を起こす可能性がある。なので「変異」そのものを過度に恐れたり嘆いたりする必要はない。感染対策やワクチンの効果に影響を与えることもあるが、ひどいことになる確率はそれほど大きくない。

mRNAワクチンは変異ウイルスにも有効

新型コロナウイルスの感染の仕組みからして、mRNAワクチンなどが狙う部分（Sタンパク）の構造が大きく変わりすぎるとは考えにくい。実際の検証結果を見てもそれが裏付けられる。また、mRNAワクチンはウイルスの変異に合わせた修正が行いやすい。

変異を抑える?　ならば流行を抑えよう

細胞内で増えるたびに変異が起きる可能性があるならば、変異を抑えるには、細胞内に入れない＝感染者を増やさないことが大事になる。変異ウイルスの登場を怖がるより、淡々と感染対策を行うことが理屈に合った対応だ。

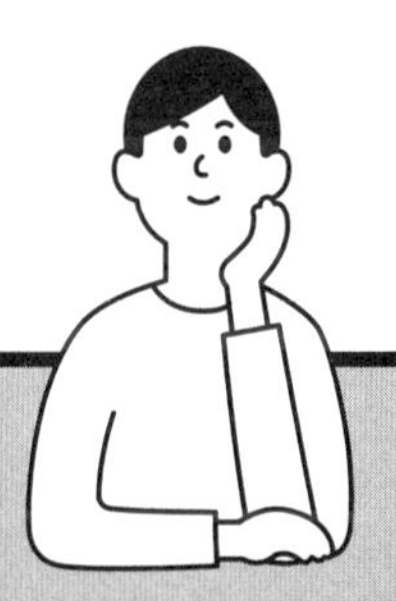

【この章を読んだら読みたい】
『分類思考の世界－なぜヒトは万物を「種」に分けるのか』（三中信宏著、講談社現代新書、2009年9月17日発行）
変異ウイルスの本ではありませんが、「変異株」「変異型」などで叱られた話題からこちらを。そもそもどうして生き物を「分類」するのか、そんな当たり前、と思っていたことの裏側をじっくり考えさせてくれます。（編集Y）

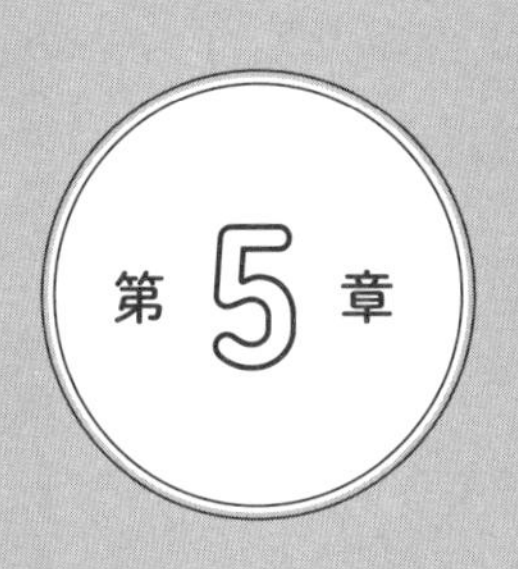

いま、そこにある新型コロナ感染対策

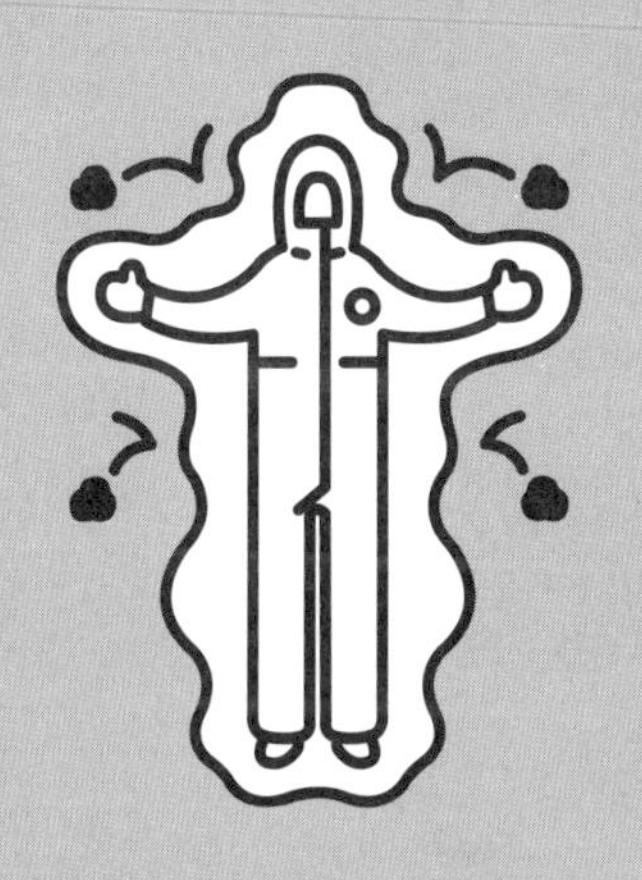

感染対策は代わり映えしないのが吉

峰　繰り返しになりますが、変異ウイルスに対しては、ワクチンの感染予防や発症予防効果が落ちることはわかってきました。しかし、重症感染予防効果がたいして落ちないことも明確になっています。個人としてできることは、ワクチンを打つことと、感染が拡大した時期には、3密回避など接触の抑制をより強く意識して実行すること。逆に言うと、考えるべきことはこれくらいしかありません。

――そうなると、取れる対策は去年と比べても代わり映えしないことになりますよね。

峰　はい。それでいいのです。枝葉の、考えてもあまり意味のない〝最新情報〟に社会がますます踊らされるようになってきたので、ますます「基本に帰ろう」という意識が、感染対策については重要になっていると思います。

――そういうことならば、すでにご存じの方も多いと思いますが、ここで新型コロナウイルスの感染対策について、改めてまとめていただけますか。

峰　いいですね。例によって、基本的な言葉の確認からいきましょう。感染について考える上で大事な用語、指標ですね。

まず、さっき出てきた「基本再生産数（R_0、アールノート）」。

——145ページで簡単に触れましたけど、これはヒトの集団のすべての人に免疫がついていない状態において、1人の感染者から何人に感染させるかという平均値なんですね。

峰　そうです。つまり、1人の人が2人にうつせば2ですし、1人の人が平均して3人にうつせば3ですし、1人の人が誰にもうつさなければ0になるわけです。

そして、現実の社会、免疫やワクチン、あるいは外出規制などの対応策が取られている状況での再生産数を、何というのでしたっけ。

——そっちは「実効再生産数（*R*）」でしたね。「0」は、何の対策も取っていない、という意味でのゼロと覚えておくといいかもしれません。

峰　R_0はそのウイルスの伝播力の基本スペック、*R*はいま実際に社会の中でどれくらいの伝播力を見せているかの数値、というところですね。

——あ、だから「*R*」の数値は、感染防止対策の内容や、みんなの意識の変化で日々変動することになりますね。

峰　そうそう。地域差も出てきます。しっかり防止策が守られているエリアでは感染が広がらないので、Rは低くなるでしょうし、ユルいところは高くなるでしょうね。国によっても当然、Rが違ってくるわけです。さて、新型コロナウイルスの伝播性を、他の代表的なウイルスとを、基本スペックに当たるR_0で比べてみましょう。

ウイルスの「R_0」を比較

感染症	主な感染経路	R_0	致死率
麻疹	飛沫核感染	12-18	0.1-0.2%
ジフテリア	唾液	6-7	
天然痘	飛沫感染	5-7	
ポリオ	経口感染	5-7	
風疹	飛沫感染	5-7	3-6%（途上国）
流行性耳下腺炎	飛沫感染	4-7	
HIV	性的接触等	2-5	
百日咳	飛沫感染	5.5	
エボラ	血液感染等	1.5-2.5	
季節性インフルエンザ	飛沫感染	1-3	＜0.1%
SARS-CoV	飛沫感染	2-5	9-16%
MERS-CoV	飛沫感染	＜1	30-40%
▶ SARS-CoV-2	飛沫感染	1.4-5.7?	1-2%程度

BMC Infect Dis. 2014;14:480 ,Epidemiol Rev. 1993;15:265--302. etc.

峰　表の一番下が新型コロナウイルス（SARS－CoV－2）です。季節性のインフルエンザは1から3程度といわれていますね。当初、新型コロナはこれと同程度とみられていました。しかし、伝播性が高い変異ウイルスが現れたので、推定ですが基本再生産数は5くらいまで上がったのではないかといわれています。

新型コロナとよく似ているウイルス、SARS（重症急性呼吸器症候群）を起こすSARS－CoVは2から5だったので同じぐらい。MERS（中東呼吸器症候群）を起こすMERS－CoVは1より小さいので、大規模な流行が起こらない理由がわかります。

――1より小さいから大流行が起きな

い、というのは。

峰　再生産数が1より下だと自然終息します。1人がうつす人数が1人より少ないわけですから。

――なるほど。ではMERS－CoVのR_0が1より小さいのはなぜですか。

峰　MERS－CoVが引き起こす感染症、MERSは、症状が重く、致死率が高い。なので、感染した人はすぐ入院して隔離されるか、あるいは亡くなってしまうからということがあると思われます。

――……なるほど、出歩いて人にうつす前に動けなくなってしまう。

感染経路が大きな影響

峰　今回の新型コロナウイルスは、感染しても無症状の期間が長い（WHOによれば期間としては1～14日、多く見られるケースは5日）ことが、無自覚に出歩いて人と接触する機会を増やすことにつながっているわけです。

――病毒性はMERSのほうが高いけれど、それは感染して増えるためにはむしろ不利なんだ。無症状で動き回れる期間があったほうが感染させやすさ、R_0はずっと高くなる。

峰　再生産数を決める大きな要素が、感染経路です。

――感染経路も表にありますね。「経口感染」とか「性的接触等」はわかりやすいですが、新型コロナの「飛沫感染」とはなんですか。

峰　飛沫とは、「ひまつ」「しぶき」と読みます。英語だとdroplet（ドロップレット）。主にくしゃみ、咳、会話などで鼻や口から身体の外に細かい水滴、つまり飛沫が出ていきますが、ウイルスがその中に入っているとイメージしてください。

　ウイルス入りの大きな飛沫は、長いと4メートル、たいていは1～2メートル以内に重力で落ちていきます。重いほうが早く落ち、小さくて軽いものはより長い時間浮遊します。それを直接吸い込んだり、それらが付着した部分を触れた手で目や鼻、口など自分の粘膜に触れたりすることで、ウイルスを体内に入れてしまう。前者が飛沫感染、後者が接触感染ですね。

――マスク着用は、ウイルスそのものではなく、「ウイルスの含まれた飛沫」を飛ばさないため、そしてその飛沫を吸い込まないようにするためなんですね。

峰　そのとおりです。自分を守るというより、他の人への感染を防ぐ効果のほうが大きいと考えられていますが、どちらも効果はありそうです。

――咳やくしゃみは抑えようと思っても難しいことが多いですもんね。この間、電車の中でくしゃみを我慢しつつ席を立った人が、慌てるあまりなぜか私の方に突進してきてすごくびっくりしました……。だから、飛沫が重力で落ちる、吸い込まずに済む距離を取るのが重要、ってことですね。

「3密回避」が重要なのは漂う飛沫を避けるため

峰　いわゆる「飛沫感染」のある程度の部分は、水分の重さですぐ地面に落ちていくと考えられてきました。ところが、以前よりインフルエンザなどで指摘はされていたのですが、新型コロナの流行でこの分野の研究が一気に進み、その結果、小さい・軽い飛沫は長い距離を飛び、長時間空気中を漂い続け、時間がたっても空間中に活性を保ったウイルスを含んだ小さな飛沫が浮遊していることがある、ということがわかってきたんです。

――　えっ。

峰　従来から、直径5マイクロメートルという大きさを境界線と考え、「飛沫感染」と「飛沫核感染」（空気感染）の定義を分けてきました。しかし、飛沫のサイズが、100マイクロより小さいとかなり長い間空間を漂うということがわかってきています。こうした空間を「漂う」小さい飛沫を「エアロゾル」として、「エアロゾル感染」などと以前から提起していた人たちもいて、コロナ後に「エアロゾル吸引感染」などというようになったりしたわけですが、これは実はけっこうあるということが報告されているんですね。

――　そうなると、軽いから従来の「飛沫感染」の「常識」より「長距離を飛び」「長く滞空する」

だろう、と。

峰　はい。特に換気が悪い密閉空間だとその可能性が増します。

――そうか、だから3密（密閉、密集、密接）回避と換気が大事なんですね。

峰　この細かい飛沫を吸入することによって起こる感染がかなりある、ということがわかってきました。

「はしか」の伝播性は新型コロナよりずっとコワい

――そういえば「飛沫感染」とは別に「飛沫〝核〟感染」というのもあるんですね？

峰　はい、飛沫核は、直径が5マイクロメートル以下で、基本的には水分を持ちません。とても軽いので空気中を長く漂い、「空気感染」（airborne infection）を起こします。このタイプの中でも特に麻疹（ましん、はしか）は、非常に強い伝播性、感染力を持つ恐ろしいウイルスです。

――え、「はしか」が？　あれってそんなに怖いんですか。最近めっきり聞きませんが。

峰　そう思っている人がメディアにいるのはとっても危険ですから、ちょっと教育、いや、念入りに説明しましょう。まず、麻疹にも潜伏期間があって、感染してから発病するまで約10日間あります。症状は高熱と咳で、普通感冒、かぜのひどいものと見分けるのが難しい。

――そこはちょっと新型コロナウイルスと似てますね。やっかいそうな。

峰　怖いのはここからです。麻疹ウイルスは伝播性がめちゃくちゃ強く、そのうえ、感染したらほぼ間違いなく発症する。どうなるかというと、たとえばお子さんが熱を出して、親御さんが「かぜだ」と思って普通にお医者さんに連れて行きますよね。

――はい。

峰　連れて行った子から、お医者さんの待合室にいた他の人に一気にうつってしまうことがおこるわけです。診察していて「この子は麻疹だ！」と気づいたら、特に小児科のお医者さんにとっては悪夢ですね。自分の診療所なり病院なりから感染が広がっていく様子が脳裏に浮かぶと思います。

――げげげっ。じゃ、連れて行く途中のバスとか電車とかでも感染しかねない？

峰　はい。空気感染しますから。そしてそれがあちこちで繰り返されます。しかも麻疹のウイルスには有効な薬がありません。

――ちょっとちょっと、新型コロナどころじゃないじゃないですか。なぜこんな恐ろしい感染症が世の中から忘れられかけるくらい、大人しくしているんですか。

峰　日本では幼いうちに麻疹のワクチンを打っているからです。でも、1回の接種では免疫がしっかりできない人がいること、そもそも流行が激減していたので、自然に感染して抗体を持つ人が減ったことが影響して、2001年、07年には小規模な流行があったんですよ。対策として、1歳児と小学校入学前の一年間の二度、ワクチンを接種するようになりました。

――なるほど……。ちょっと待ってくださいよ。「新型コロナは空気感染する」という説がありませんでしたか。

峰　あ、その話いきますか？　まさに「言葉の定義」の問題になるんですけど。

――だって、新型コロナが、はしかみたいに感染するって言ってるお医者さんがいるんですよね、気になるじゃないですか？

峰　落ち着いて。じゃ、順序立てて。まず「はしかみたいに感染」していたら、ロックダウンもしていない、公共交通機関もほぼ通常どおり運行しているいまの日本で、感染者数がこんなもので済むと思いますか。

――あれ。

峰　空気感染する麻疹や水痘帯状疱疹のウイルスの伝播性はものすごく、麻疹のR_0は18近くあります。つまり、1人が18人ぐらいにうつしてしまう。新型コロナの比ではありません。「新型コロナが空気感染する」という話は「空気というか、空間を媒介に感染するなら〝空気感染〟だ」という、単純な言葉の思い込みと、騒ぎたいという欲望で広がってしまった誤解です。

――「空気」が媒介、でも飛沫感染も空気中で広がるのですよね。飛沫核感染（定義上の「空気感染」）との違いは、漂っている時間が短いこと。

峰　そう。でも申し上げたとおり、飛沫感染の中でも旧来の常識より空気中を漂う時間が長い、「エアロゾル感染」「エアロゾル吸引感染」などと名付けられるものがあることがわかって、「より長時間細かい飛沫が漂うことによる感染」を表す言葉が必要になりました。なんとなく「エアロゾル感染」などが使われていますが、まだ厳密な定義には至りません。そもそも主張している人たちが、なんとしても「空気感染」という言葉を使いたい病にかかっていて、議論を丁寧にしていないというのも問題だと思います。

ということで、飛沫感染の概念がこれまでのような近場・短時間だけ、というわけではないように拡大したのは正しい。ですが、それを「空気感染」と言ってしまうのは明らかに誤りです。医療関係者が使う「空気感染」は、飛沫核感染を指しており、「空気・空間を『媒介』するかどうか」ではないんですよね。

——でも「空気感染する」と言われたら、言葉としてもキツいし、どきっとしますよね。街を歩いていて空気を吸い込むだけで感染するのか？　みたいな。

峰　本物の、というのはおかしいですが、本当の意味での空気感染はそういう性格を持っていますので、言葉から受ける印象は間違っていません。でも、「新型コロナが空気感染する」と言ってしまうと、ムダに危機感を煽ることになります。言葉を正確に使おう、としつこく申し上げているのは、こういうことを避けるためでもあります。「アラーミスト」と呼ばれる騒ぎたがり屋は日本にも世界にも数多くいますが、そういう人たちの間で「空気感染」は人気のキーワードですね。

「定義を変えて、今後はエアロゾル感染も空気感染と呼ぶことにしよう」という提案ならば、それはそれで一つの考え方だと思いますけれど、「空気感染」の現状の医学的な意味合いからすると、長時間続く飛沫感染を「空気感染」と呼ぶのは、無用の混乱を招くだけではと思います。

気をつけるべきことは変わらない

―― いやはや、とんだ寄り道をしましたけれど、話を戻しましょう。空気を媒体に感染するお話をお聞きしてきましたが、ウイルスがついた場所に触るという感染ルートはどうでしょう。

峰 「接触感染」ですね。多くの人が共通に触れるところは注意したほうがいいでしょう。

―― ドア、ボタン、ＡＴＭ、現金とかですかね。

峰 しかし、こちらは注意し過ぎる必要はないと思います。買い物してきたもの経由や食品経由での感染の確実な報告というのは、実は見ていないんですよね。「自分の手でむやみに自分の粘膜に触れない」ことを意識して、「外出したら手を洗う」ことを大前提とすれば、ですが、もう現状でも接触感染対策は十分、場所によってはやり過ぎじゃないかと思うくらいです。

――ウイルスに触ったかもしれない手で、目をこすったり鼻毛を抜いたり歯に挟まった食べかすを取ろうと指を突っ込んだりしない、ってことですね。そして手はまめに洗う。

峰 この意識はインフルエンザなど、上気道に感染するウイルスの対策としても有効です。実際、新型コロナ対策として手洗い・マスクの使用が実行されたおかげか、2020年末から21年にかけて、日本でインフルエンザはほとんど流行しませんでした。

――言い換えると我々はいかに「手洗い、マスク」をサボっていたんだろう、と。

峰 ということで、我々ができる「飛沫感染する呼吸器感染症の予防法」は、こちらのリストになります。

呼吸器感染症の予防法

- ▶睡眠と栄養をしっかりとる
- ▶手指衛生の徹底
- ▶咳エチケット
- ▶３密を避ける
- ▶体調不良者と接触しない、体調不良なら外出しない
- ▶マスクの着用
- ▶十分な換気
- ▶うがいについては水で十分

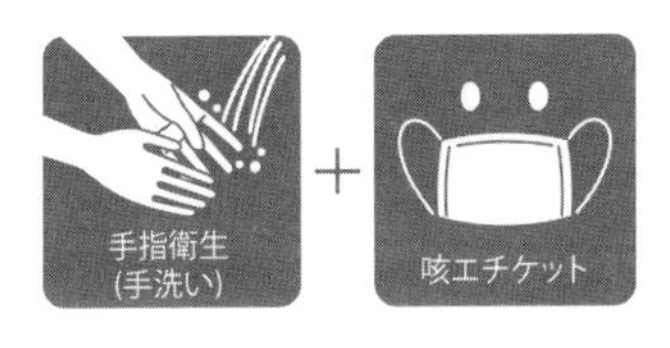

――いや、まさにこれこそ「基本に戻ろう」ですね。

峰　はい。うつるルートの中心は飛沫感染なんだから、できるだけ人の側に行かない。人が大勢いるところは距離が取れませんし、換気が悪いところはさらにリスクが高まるから、できる限り避ける。人にうつさないためにマスクもする。その上で、接触感染リスクを下げるために手洗い励行、自分の身体の粘膜にうっかり触らない。

これらは去年と変わりませんし、おそらく何年たっても私はこのリストを使い続けるんじゃないかと思います。そのくらい、飛沫感染と接触感染を防ぐ対策として確実なものなんです。これは、感染症のプロフェッショナルならば全員が頷いてくれると思います。もっと言うなら、このリストを否定してこれ以外の予防法を声高に述べる人は、果たして専門家なのかどうかとても疑わしい。

――新しくなくても、正しいことは間違いない。

峰　Yさんはメディアの人間だから、「知っている情報にはもう価値がない」と感じるかもしれません。しかしそうではなく、「情報は実行しなければ価値にならない」のです。そして、人が実行する気になるためには、その裏にある理由、ロジックを知っている必要はありますよね。だから、何度でもご説明するわけです。

――よくわかります。インタビュー仕事をしている自分の経験から言いますと「世の中、大事なことはみんなもうだいたい知っているんだな」と、本当に思います。でも知っているだけの人がほとんどで、だから「自分なりの実行方法」が求められ、新しいアイデアとして受け入れられるんですよね。

ところで、これは去年も思いましたが、「よく食べて、よく寝る」が対策リストの筆頭に来るところに、個人的に心が震えます。

大事なのは睡眠、そして栄養だ！

峰「まず睡眠、そして栄養」。この重要性は何度訴えても足りません。実際に多くの研究で明確になっています。感染症対策では睡眠と栄養こそが、まずは「予防のゴールドスタンダード」です。

――直感的に大事だろうなとは思いますが、その理由も教えていただけますか。

峰 リストの対策はどれも重要なんですが、睡眠と栄養は、免疫の状態を整えておくこと、その前提になる「体力」を付けておくことに直結するからです。

……Yさん、「そんなの、当たり前じゃないか」という顔になってますけれど、「じゃ、できているか？」という話ですよ。

――ああ、「新型コロナがまん延しているから、ご飯をしっかり食べて、規則正しく早寝早起きしよう」と考える人は、たしかにそんなにいないかも。むしろ熱心にＴｗｉｔｔｅｒでコロナの陰謀論とか見て、次々にリンクを渡り歩いて夜更かししている人が増えているかもしれませんね。それはあなたの免疫系にとって良くないですよ、ということですね。

思春期を過ぎたら免疫系はどんどん衰える

峰　そもそも、免疫と一口に言いますが、これまでお話ししましたように、その能力や特性は本当に人によって、また、同じ人でも年齢によって違うわけですよ。Ｙさん、「胸腺」って聞いたことありますか？

――はい、にわか勉強したときに出てきました。たしか骨髄で生まれたＴ細胞がそこで成熟するんだとか。重要な場所ですよね。

峰　じゃ、私もＹさんも、胸腺はもう縮んじゃってほとんどないって知ってますか？

――え？

峰　胸腺は思春期の頃までに最大化して、そのあとどんどん縮小していきます。

――じゃ、じゃあ、細胞性免疫の主役のＴ細胞がもう育てられないってことでしょうか。アリモノを使っていくしかない、ってこと？

峰　まったく育てられないってことはないですが、余力でやっているようなところはありますね。T細胞の寿命は長いので。

――でも使い切ったらオシマイですか。なんてこった。俺のT細胞が、俺の免疫が。

峰　なんでそんなに凹むんですか(笑)。免疫系の要素はT細胞だけじゃありませんから、胸腺が縮小したからって免疫が機能しなくなるわけじゃありません。でも、同じ人間でも、基本的に免疫系の能力は歳を取ると落ちていく、これはジェネラルに言える、証拠があることです。だから高齢者の身体からは病原体への「抵抗力」がだんだん失われていく。免疫系は身体を外部の侵入者から守る機能なので、その機能が弱れば感染症にも弱くなるよね……ということです。

――なるほど(まだちょっとショックから立ち直れない)。

峰　これは「年齢で免疫の状態は変わるよ」という話ですが、ストレス、食習慣、運動不足、あるいは遺伝的な要素によっても、人の免疫系は大いに影響を受けるんです。

年齢はまあ、どうしようもないけれど、歳を取るほどリスクが上がることは知っていてもいい。そして、あなたの免疫系はあなたの生活によってその能力を左右されることも、ですね。だったら、規則正しい生活、十分な睡眠と栄養、は立派過ぎる対策と言っていいでしょう。

――「免疫力強化!」みたいな効果を謳う商品や健康関連本も多いですが。

峰　はい、アウトです。ここ太字でお願いします。「免疫力」なんて定義があいまいな言葉を使う商品は、私ならばまったく信じません。ワクチン以外に抗体を増やしたり、あるいは細胞性免疫を狙い澄まして強化したりするようなものを見つけられたらノーベル賞でも足りませんよ？　何を持って「免疫力」というのか、ぜひうかがってみたいです(怒)。

——（やばい。ブラック峰先生が出てきた）

「免疫力」商品を買うより、バランスよく食べよう

峰　第一、免疫は強ければ強いで身体にとって大きな問題を起こすことは、Ｙさんはもう知っていますよね？

——えっ、強い免疫が起こす問題……そうか、サイトカインストームか！

峰　アレルギーや自己免疫性疾患もそうですよ。免疫細胞などが活発化することで症状が出る疾患です。

——ただ、まあ、その、弁護するわけじゃないですが、「免疫力」っていうのはほら、たぶん、きっと、雰囲気を伝えたいんですよね、「免疫がいい感じに強くなる」みたいな。

峰　いい感じね、雰囲気ね。何をすればどういう反応が免疫系から出てくるのか、これだけ世界中の科学者が研究を重ねているのに、そんなに簡単に免疫をコントロールできると思っているんでしょうか。科学を舐めてますよね。というか、免疫舐めるな、ヒトの身体なめんな。

――　あわわわわ。

峰　……と思うわけです。それはさておいて、例によってこれは「ヒト」全体の免疫に対しては「だいたいこういうこと」と説明できるわけですが、特定の個人、Yさんや私の免疫の能力、特徴がどうなのかを調べることは、いまのところできません。だからこそ、新型コロナの重症化やワクチンの副反応が「あなたに起きるかどうか」も予想できないんですね。

　だけど、誰にとっても有効となり得る、自分の免疫系を十全に働かせる方法はある。それが、「よく眠って、栄養をしっかり取る」ことなんです。だったら、怪しい商品や本にお金を使う意味もないですよね（笑）、ってことです。

――　そのお金でおいしくて栄養のあるものを食べるほうがずっといいと。規則正しい生活で睡眠ばっちり栄養たっぷり、ストレスを与える情報や環境から逃げることは、有意に感染リスクを下げるんですね。

　で、で、そうはいっても2020年とは大きく変わった感染対策がありますよね。

峰　はい、はい、言わずと知れたワクチンですね。

――　2020年の段階では、国民の6割前後がワクチンを打てば、「集団免疫」が成立して、生活が元に戻せるのでは、という期待もありました。そして2021年10月現在、日本で2回のワクチン接種を受けた人はついにほぼ7割になりました。さて、この調子でいけば、日本で集団免疫は成立しそうでしょうか。

峰　順序立てて行きますよ。集団免疫、これは１４６ページで触れたとおり、「集団の中である程度の人数が免疫を持つと感染が止まる」ことを意味しています。じゃ、どのくらいの人数が必要なのかは、R_0で決まるのでしたね。

——　免疫を持つ人の数と、ウイルスの伝播性とのバランスで決まるんですね。ウイルスのうつる能力が強いほど、免疫を持つ人がたくさんいないと止まらない。

峰　そうです。理論上は「１引く（R_0分の１）」という値になります。この値まで免疫を持っている人の割合が到達すれば、その集団の中では感染症が広がらなくなります。

日本で集団免疫は成立するか

峰　昨年、２０２０年の段階では、新型コロナのR_0が２・５ぐらいと見られていたので、１引く２分の１＝０・５。集団の50％の人が免疫を持つと、ＣＯＶＩＤ−19の流行は止まると思われてきました。

——　なるほど。じゃ、国民の半分がワクチンを打てば止まる。

峰　いえ、ワクチンの効果は１００％ではありませんから、実際にはその分を掛ける必要がありますね。

――ああ、そうか。でもｍＲＮＡワクチンなら9割以上ですもんね。

峰　ところが、ここで変異ウイルス、デルタが登場するわけです。

――そうだった……。

峰　デルタのR_0は5ぐらいとされているので、先ほどの式に代入すると、1－1／5、つまり1－0・2ですから、0・8という値になるわけです。

――80％ですか。しかも実際には、ここにワクチンの有効率が逆数としてかかってくるとなると、あれれ。

峰　米国では5割を超えたところで接種率が足踏みしています。イスラエルは別格として、他の先進国でもだいたい6割くらいで頭打ちになる傾向があるんですよね。

――健康上の理由がある方もいれば、ワクチンへの忌避や、不安を持つ方もいると。しかし、変異ウイルスが出てくるまではそれでもギリギリ行けそうだったのに、こうなるともしかして。

峰　はい。日本の接種率は先進国の中ではとても優秀ですが、9割以上などの接種は、法律で義務付けるとかしないとまず無理でしょう。ワクチンのみで集団免疫を達成するのは、現実にはかなり難しくなってきます。

――ええっ、ショック。

峰　ただし、これは「感染防止対策をまったく取らなかった場合」の数字です。

――大事なのはR、実効再生産数、現実の社会での再生産数ですね。

峰 はい。集団免疫の獲得に至るかどうかとは別に、実際にはワクチンを打てば確実に周囲の感染者を増やさなくなりますし、3密回避やさきほどの感染症対策リストを実行することで、これまたRを下げることになります。

――ということは、何を意味するのでしょうか?

「ワクチンさえ打てば」では成立しない

峰 まず、デルタの出現で、「ワクチンだけ打ちまくれば集団免疫が成立するから、他の対策はどうでもいい」という考え方が成立しないことがよりはっきりした、ということです。

「ワクチンさえ打てば」という考え方を採って、マスクをやめてレストランなども一気に再オープンしたイスラエル、英国、米国という、ワクチン接種が当初世界で最も進んだ3つの国が、感染が再拡大して痛い目に遭っています。CDC(米国疾病予防管理センター)は、ワクチンを2回接種した人に関して、屋内でもマスクをしなくてもよいと2021年5月13日にガイダンスを出したのですが、デルタの広がりに、7月27日からは感染拡大地域では屋内でもマスクを着用するよう変更しています。最初はぐんぐん感染者が減って、調子に乗って楽観し過ぎたというところでしょうか。

――しかもワクチンの効果が時間とともに減っていくこともわかってきた。

峰　はい。日本はこの轍を踏まないようにせねばなりません。ワクチンの接種率向上、これは最も重要なんですけれども、同時に、流行状況を見ながら他の対策も手を抜かず、必要に応じて流行を抑制する強い施策も採る、ということですね。そして、世界的に流行の波が収まるのを待って、本格的に段階的な解除等をする。

――そうしないとせっかくのワクチンの効果に水を差す。

峰　そういうことです。「集団免疫の獲得」は目的ではなくて、「感染拡大を止める」努力の過程で出てくる考え方の一つです。たしかに集団免疫獲得は難しくなった。けれど、ワクチンの有効性が消滅したわけではないし、これまでとってきた対策が無効になったわけじゃない。

――「集団免疫が獲得できないならワクチンを止めてしまえ、マスクも取っちゃえ」という、やけっぱちな行動を取る人は……さすがにいないかな。

峰　集団免疫獲得が不可能かどうかはわかりません。個人的には、去年思っていたよりは決着に時間がかかるにしても、コロナとの戦いで人類が敗れることはないし、いずれマスクなしで暮らす日が戻ってくることも確信しています。その日が早く来るためにも、冷静な判断と行動が重要だと思うわけなんです。が……。

――が……？

峰　みんな、ウイルスという病因にだけ目が向いて、病態、ウイルスに感染される人間、というか自分自身のことを忘れ過ぎではと思います。

ワクチンを2回打っても感染する「ブレイクスルー感染」がありますよね。

――はい、ワクチンって本当に有効なのか、という攻撃材料にされることも多いですね。

感染には「ウイルス」と「人」の両面がある

峰　国立感染症研究所の7月21日時点での数字では、ワクチン接種後の感染は全国で130例、ワクチンを2回接種し、抗体ができるとされる14日が経過した以降の感染は67例ありました。その中では20代が21人（31・3％）、30代が12人（17・9％）、40代が20人（29・9％）だったとのことです。

――えっ、怖い。ブレイクスルー感染は若い世代が多いんですか？

峰　と、思うでしょう。でも若い人が多いのは、医療従事者が多いためのようです。早くワクチンを打っているので、効果が落ちてきている。そして仕事柄、感染者と会うリスクも高いですよね。そもそも、これだけのサンプル数で決定的なことは言えませんが。ちなみに、130例のうち無症状は65例（50％）、軽症は60例（46・2％）、中等症は5例（3．8％）、重症例はなかったようです。

――ウイルスの強弱じゃなくて、ヒトの条件の問題か……。

峰　イスラエルで、ブレイクスルー感染で入院した患者には、基礎疾患があったり、免疫不全があったりした人が多かったと報告があります。米国の研究でも、ブレイクスルー感染で重症化した人の4割は、他の病気の医療中で、免疫抑制状態だったというリポートもありました。179ページでも言いましたけれど、感染症はウイルスなどの病原体だけでなく、かかる側もあって起こるわけで、そして、そのかかる側、個人の条件は何度も言いますけれど千差万別です。ここを意識しないで、感染症の対策を考えたり、ニュースを読んだりしてはいけないんですよね。

――うーん。新型コロナの問題を考えるなら、やっぱり、「流れてくる情報とどう接するか」から、改めて見直したほうがよさそうだな。

まとめ

「一見、地味な対策」をあなどるな

マスク、手洗い、三密回避。どれも地味だし、「それだけ」では感染を100%予防することはできなくても、組み合わせによって確率を大きく下げることができる。実行する人が増えれば、さらに確率は下がる。

まずは「睡眠」、そして「栄養」

感染対策の基本のキとして大事なのは、よく眠ること、そして栄養のある食事をバランス良く摂ること。睡眠と栄養で体力を付けておけば、自分の身体の防衛ライン、免疫システムの状態が整っていくからだ。根拠のない健康商品を買うより、よく寝てよく食べよう。

ワクチンと地道な対策の組み合わせで「マスクをしなくていい日常」へ

ワクチンだけで「集団免疫」獲得を狙ったイスラエル、英国、米国は、感染が再拡大してしまった。接種率向上と合わせて、地道な対策を併用することで、徐々に新型コロナウイルスを追い詰め、段階的に「マスクなしの日」を目指すべき。

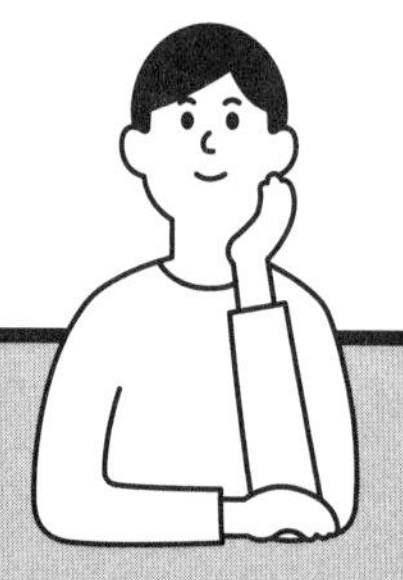

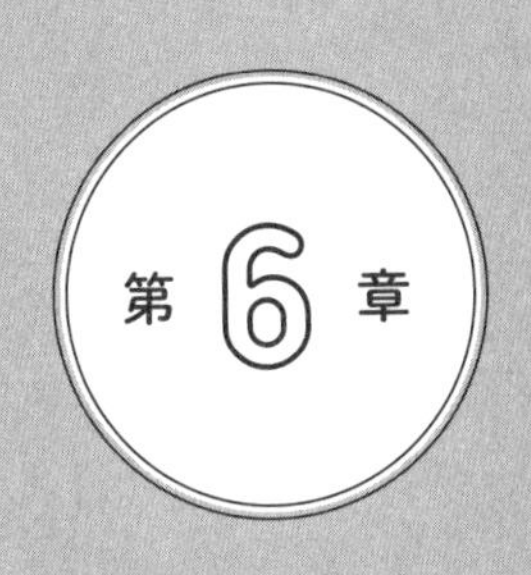

科学はどうやって「正しさ」を保証しているのだろう

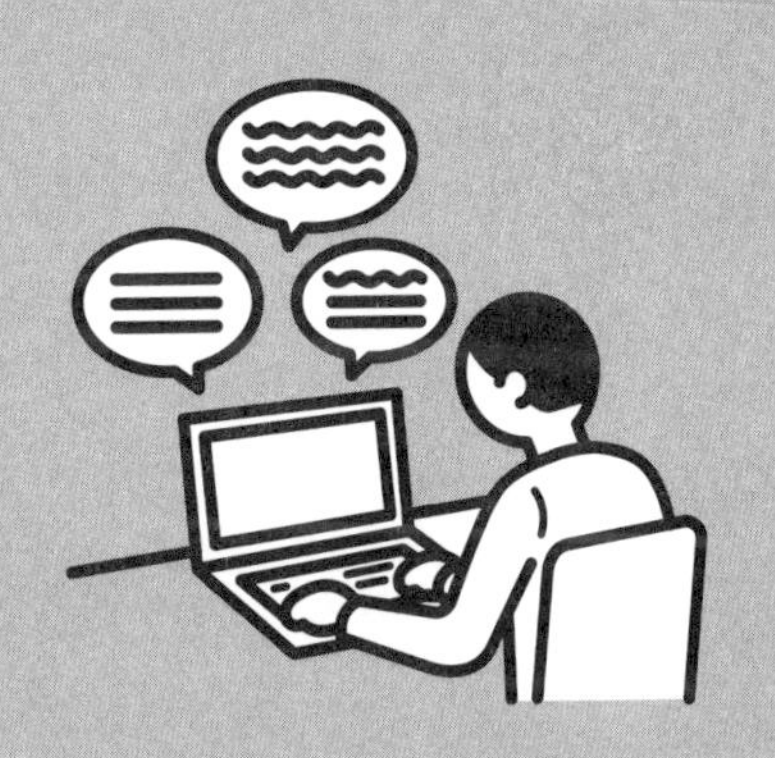

「正しい」と、どうして言えるんだ？

――ここまでお話をうかがってきて、ふと立ち止まって思うことがあるんです。

峰 立ち止まるのは良いですね。なんでしょうか。

――はい、大変とっても失礼ながら、ここまで峰先生のお話が〝正しい〟ことを大前提として聞いているわけですよね。当然ですけれど。

でも、よく考えると、峰先生のお話が正しいことは、何を持って裏付けられるのか。あるいは「峰先生は、何をもって自分が話すことが正しいと考えているのか」でもいいんですが、ちょっとメタな話なんですけれど……。

峰 非常にけっこうです。それはとてもいい気づきだと思います。「なぜそれは正しいと言えるのか」と立ち止まるクセをつけることができたら、その人はもう専門家への道を一歩踏み出した、くらいの意味があると思います。根拠は何か、理路は何か、そもそも、根拠とは、理路とはどういうものなのか、ちゃんと考えてみるって大事ですよ。

――たとえば、トンデモな理論や主張ってあるじゃないですか。

峰 ありますね。

――でも、その人の話だけを聞いたり読んだりしていると、案外首尾一貫していたり、「そういうこともあるのかな」と思わされてしまうんですよね。そこに「根拠はこれだ！」と、英語で書かれた調査データや論文、書籍なんかを出されると、どうせ読めないし、ここまで言うならこれはこれで耳を傾けてもいいのかな、となってしまう。

峰　なるほど。わかります。

――　専門知識があれば、そのデータを根拠として扱っていいかどうかも判断できるのでしょうけれど、素人だとそうもいかないわけです。どうにかならないものでしょうか。

峰　そうですよね。実は根拠、いわゆる「エビデンス」というものについて、専門家、科学者が皆等しく認識をしているかというと、決してそんなことはありません。

――　ん？　それは「専門外のことには案外無頓着」とか、そういうことですか？

峰　それもありますが、自分の専門分野の論文を書いている人でも、「これはエビデンスとしてどのくらいの強さがあるのか」を、あまり意識していないケースはたくさんあります。おそらく、医学の分野に限らないことだと思います。

――　うーん、おっしゃることがイマイチよくわかりません。

峰　例によって一つずつ積み重ねていきましょう。

――　そうだ、積み重ねといえば「エビデンスピラミッド」という考え方がありますよね。

峰　はい、ありますね。特に医学・医療系のエビデンスをみるときによく使われます。

エビデンスピラミッドの一例

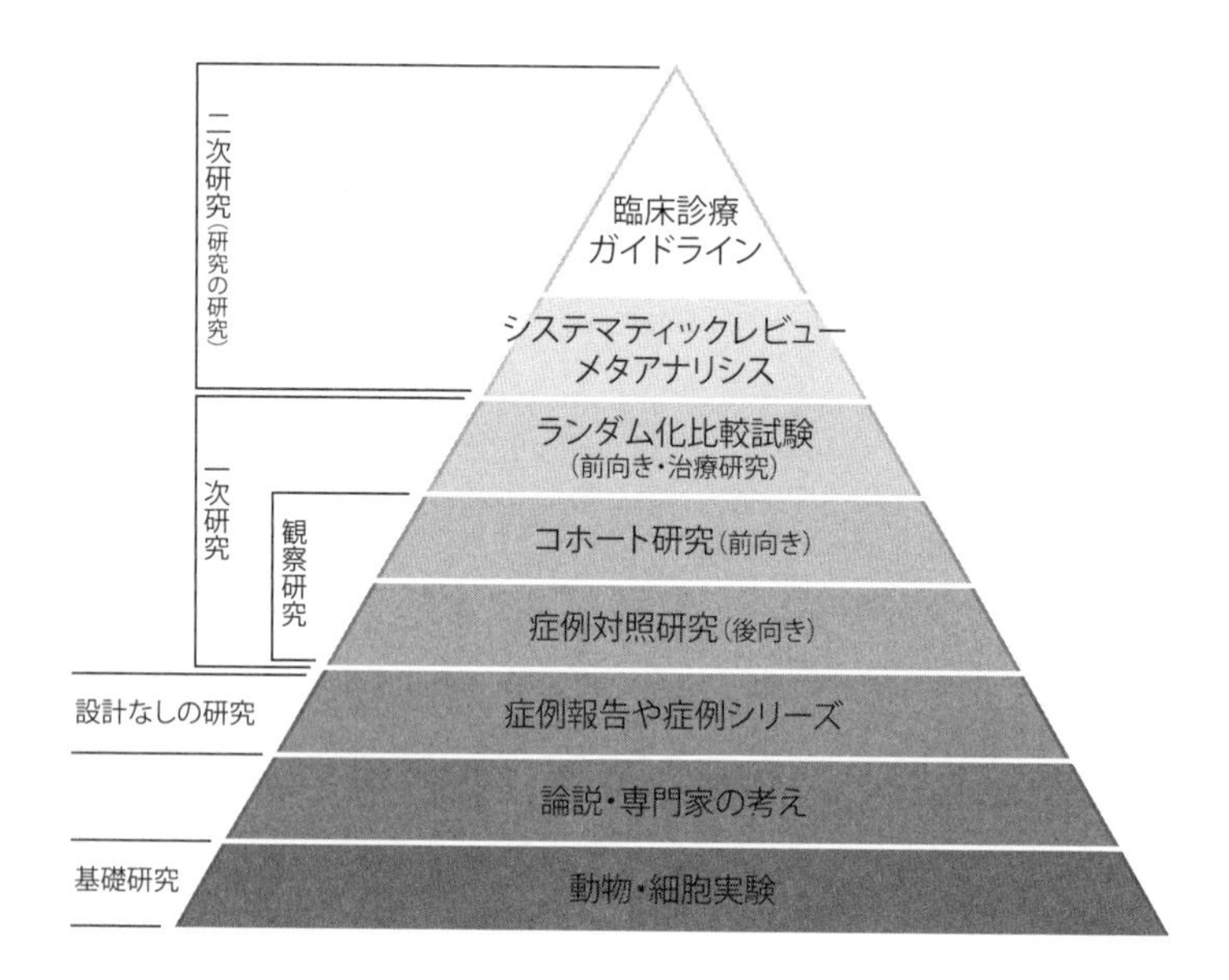

峰　この図を見て、Yさんはどういう印象を受けましたか？

――　はい、根拠、エビデンス、と一口にいっても、その強さには上下関係があるってことですね。研究で結果が出ているほうがエビデンスとしては上で、その研究にも前向きとか後向きとかいろいろあって、何度かうかがった「ランダム化臨床試験（RCT）」がやっぱり最上級で、そのRCTの結果を比較検討した「メタアナリシス」が最強、実地で使われている「臨床診療ガイドライン」が最上位、と。

ちなみに「*In* vitro（試験管の中）」や「動物を使った研究」「専門家の意見や考え」が、信頼性としては下にあるのは、何度か峰先生が言われた「ヒトの身体は複雑過ぎて、結局、やってみないとわからない」から、エビデンスとしては弱い、ってことですね（84ページ）。

峰　大雑把にはそういったような考え方ですね。

――　頭の中にこういう構造があると、少なくとも「専門家が言った」というだけで「それはどのあたりのエビデンスに基づいて言っているんだ？」となりますよね。人の言葉を一発で信じ込まないバリアーにはなるんじゃないでしょうか。

峰　はい、気持ちはわかりますし、知識として持っていてもいいと思いますが、エビデンスピラミッドとそこで描かれたことを「上下関係」として、「観察研究よりRCTのほうが信じられるんだぞ」とか、金科玉条のごとく振り回すのはお勧めできません。

――えっ、そうですか(まさにそれをやる気だった)。

峰　そんなに一概に決めつけられるものじゃないです。すべての研究が同じレベルで行われていれば、たしかに観察研究よりもＲＣＴのほうが信頼度は高いかもしれません。でも、実際には研究はそれぞれ別の人が別の対象に対し、それぞれ異なるデザインで行っているわけですよね。だから、実験の設計や実行時の誠実さなどから、ピラミッドの下のほうに良いものがいっぱい存在している一方で、上でもクズみたいなのもある。エビデンスピラミッドは、あくまで概念的なもので、個々の研究の価値にストレートに当てはめるべきではないと思います。

診療の現場で使われる「エビデンス」

――とはいえ、せっかくの機会なので、この際エビデンスピラミッドの内容についてもざっくり教えていただければ。

峰　実はピラミッドの構造もけっこうバラエティがあるんですよ。図によって順番や要素が微妙に違ったりする。

――それは検索していて気づきました。これが決定版、というのがあるわけでは？

峰　決まってないですね。そもそも、医療関係のエビデンスは治療ガイドラインなどでよく使われるんです。ご覧になったことありますか？

――ないです。

峰　たとえば、「日本循環器学会　ガイドライン」で見れば、すべてのガイドラインが公開されていて、自由に読むことができます。急性冠症候群、心筋梗塞とか狭心症の場合にどのような治療が薦められるか、その理由、根拠は何か、ということが、責任者名を含めて、ガイドラインとして公開されているわけです。

――（検索して）「推奨クラス分類」と「エビデンスレベル」という表になっていますね。

峰　エビデンスレベルを見ると、複数のＲＣＴまたはメタ解析で実証されたものをレベルＡとします、となっています。単一のＲＣＴ、大規模な無作為ではない臨床試験はレベルＢ、専門家、小規模臨床試験で意見が一致したものはＣ。これは世界共通のものではなくて、それぞれの推奨をどのようなエビデンスを背景に行っているかを示すわけです。これこれの治療はすべきではない、有害であることを示す「クラスⅢ　Ｈａｒｍ」に分類する。エビデンスレベルはＢである、というように。

――なるほど、わかりやすい。こういうふうに使われるものなんですね。

峰　では、さっきのピラミッドを順番に見ていきましょう。研究・実験の中で一番エビデンスレベルが低いところにあるのが、細胞実験、いわゆる試験管内の実験（*in* ｖｉｔｒｏ）と、動物実験（*in* ｖｉｖｏ）ですね。これはヒトを使っていない研究です。ですので、ヒトの病気に関してはエビデンスレベルとしては最も低いわけです。ネズミの結果はヒトの結果とは全然違うことがほとんどですから。

――じゃあ、何でネズミでやるんですか。

峰　ネズミでも証明できない程度のものはヒトに持っていっちゃだめなんです。

――なるほど、効く、効かないというよりは、ある種のふるい落としなんですね。

峰　そうそう、そして、ネズミによく効くものの中からヒトに効くものが見つかるということがあるので、重要な実験なんです。ですけれど、ヒトのことに対して何かを言及する証拠としてのパワーはないんですね。

――そうか、そうか。

峰　次は、この図では症例報告や症例シリーズになっています。「こんな症例がありました」と、たとえば5例とか10例とかでこういうものを見たので、「ここから、こういうことが言えるんじゃないか」という意見や、そういう研究ですね。

「後ろ向き」と「前向き」の研究とは

峰　ここまでは観察しているだけの、「まったく何もせずに見たものを報告」という段階ですが、ここから上は「研究」となります。何らかの「設計」、仮説があり、それを証明するための工夫がしてあるわけです。

まず症例対照研究。これは「後ろ向き研究」と言われるものが多いです。

――後ろ向きな研究？　なんだかすごくダメそうな。

峰　いやいや、意味が違います。いまから人を揃えていろいろ研究しようとするんじゃなくて、たとえば心筋梗塞の人を50人集めてきます。そして、心筋梗塞以外の要素が一致している50人をもう一度、探すわけですよ。心筋梗塞はないけど高血圧の既往が一緒とかですね。その2つのグループのそれぞれのカルテをひっくり返して、データベースを見て、どう違うかというのを見る。これが症例対照研究でいう、後ろ向き研究です。

――なるほど、「これからどうなるか」ではなくて「これまでどうだったのか」を調べるから、後ろ向き。

峰　これに対して「前向き研究」、コホート（cohort）研究というのは、いまからよーいドンで追いかけていくわけです。同じグループをずっと長い間見ていくことで、高血圧を発症する人とか、亡くなる人が出てくる、そこにはどういう要因があるのかを追っていく。久山町研究とかが有名ですね。九州大学大学院が福岡県糟屋郡久山町の住民を対象に、半世紀以上行っています。

――へえ、すごい。

峰　コホートというのは「何らかの共通した因子を持つ観察対象グループ」といった意味です。たとえば、喫煙者と非喫煙者のコホートを用意して観察することで、がんと喫煙の関連を調べることができる。

――あれ、でもこれって正しくやれば、結局前向きでも後ろ向きでも同じ結果になるんじゃないんですか?

峰　後ろ向きの場合、過去の経緯をどこまで正確に追えるか、ということがありますよね。そして、その病気になった人が対象になるので、「その病気になりやすい人の集団」である可能性が残る。コホート研究よりも圧倒的に短期間で行えますが、対象の選び方などの「設計」に、研究者の恣意性やバイアスがかかりやすいところがあるんです。

――後ろ向きにはバイアスがかかりやすいけど、短時間で行えるメリットもある。

峰　コホート研究は結果が出るまで時間もコストもかかりますが、背景情報をしっかり取れるので、客観的に、研究者のバイアスがかからないように設計できるんです。

だけど、それでも完全にコントロールはできないわけです。なぜかというと、そのコホート自体にある程度の偏り、地域とか年齢とかがあるから。

――高齢者が多いとか、都市部に偏るとか。

峰　そこで、さらに上にあるのがランダム化比較試験、ここまで読んできた方にはおなじみの

RCTというわけです。24ページでご説明した医薬品の「第三相試験」ですね。これは前向きで、かつすべての背景情報を揃えて、ランダムにすることで、コホート間の差が「介入あり」と「介入なし」だけにする。基本的に変わっている因子は介入(たとえばワクチン接種、薬の投与、栄養指導などなど)のありなしだけということになるわけです。これによって介入の結果=医薬品や指導の効果をすっきり見ることができると。

――なるほど。さらにその上に位置しているものについてもご説明を。

峰 RCTの論文をたとえば20個集めてきて、全部まとめて解析したらどうなるかという、これが「メタアナリシス」。「システマティックレビュー」というのは、たとえば狭心症であれば狭心症の論文を、インクルージョン/エクスクルージョンクライテリアと言って、組み込む論文、組み込まない論文の基準を明確にした上で、組み込むものは偏りなく、好き嫌いせずに全論文を読破してまとめるというものです。多数の研究を用いているので、けっこういいエビデンスになると考えられています。メタアナリシスもシステマティックレビューも、研究の研究を行うわけで、「二次研究」と呼ばれます。

――うはあ。

峰 この2つがピラミッドの最上位に来ることが多いんですが、臨床診断ガイドラインがその上に来るものもありますね。実際の診療に使う専門の臨床医によって、RCTだとかシステマティックレビューにさらに重み付けをしているから、さらにいいだろうという発想だと思うんですよ。

―― なるほど、よくわかりました。

峰 でもこの順序が絶対的な基準として認められているかというと、それは別。

―― そうなんですか。

峰 エビデンスレベルというのは、その方法を使えば、自動的に根拠としての価値、強さがわかる、という意味ではないんです。「だいたいこういうふうな順序で、上に行けば上に行くほど、客観的により確実なことが多いんじゃないかな」と、そういうものですね。

―― だったら上に行けば上に行くほど正しい、ということじゃないんですか。

峰 それは明確に違います。

―― えっ。

ダメなRCTもあれば、優れた後ろ向き研究もある

峰 たとえば、治療薬「イベルメクチン」のRCTのCOVID-19に関する論文がリトラクテッド、取り下げになったんですね。不正、捏造が発覚したんです。RCTにも、うそっぱち論文が入ることがもちろんある。そうすると、これを組み込んだメタアナリシスがまったく意

味がないものになる。

――それはそうですよね。

峰　逆に、専門家の単なる意見でも、まっとうなメタアナリシスを読み込んだ、非常に誠実な専門家のものならば、正しくて、新たな視点が得られる、ということがあるわけです。症例報告で示唆に富むものがあって、新発見につながるものがあったり、従来の定説を否定するものがあったり、観察のコホート研究から多くの知見が導き出されたりすることだって、普通にあるわけです。だからエビデンスピラミッドは一つの目安なんですね。

――「上に行くほど客観性が上がるやり方」ってことですね。研究者の主観によって影響を受けることが少ない、と期待できる。

峰　はい、ですので絶対視してはいけません。じゃあ、無視できるのかというとその必要もない。研究を読む場合に、どの段階の話をしているのかを常に見ながら、だったらどの程度の段階にありそうなんだなという理解をするために使うならば、意味があると思います。

――なるほど。「これは前向き研究だから後ろ向きよりも真実に近いんだよ」みたいな、単純な割り切りはダメよと。

峰　そう。専門家は論文を読むときに、やっぱり前向きじゃなくて後ろ向きだから、これ、背景因子コントロールは難しいかな、と読み始めるんですけど、だけど実際には、研究の質によってはどっちが信用に足るかというのが反転したりすることがままあるわけですね。

――そうなんですね。

峰 いいかげんなRCTより、熱心な研究者の動物実験のほうがはっきりした結果が出ることだってあり得るわけですね。なので、質という違う軸があるんです。

――その質の軸での評価は、それこそ専門家じゃないとわからないですよね。

峰 はい。専門家が丁寧に見ると、その質や妥当さがわかりますが、それも見る専門家の技量だとか、経験だとかによってはごまかされるわけです。

――なるほど……。「RCTだから強いエビデンス」と言えるものではない。

先端分野の「エビデンス」には間違いも多い

峰 ちょっと最初にも触れましたけれど、その「エビデンス」という言葉がすごく一人歩きしているなと思います。「研究・議論するなら、最初に言葉の定義を明確にしないと」と言ってYさんにスネられましたけど(笑)、実のところ、エビデンスエビデンスと言いながら、「エビデンスって何ですか」ということを理解している人ってどこまでいるのかと。

――エビデンスとは何なのか。そういえば峰先生、あまり「エビデンス」って言いませんね。

峰 そうかもしれません。「科学的な根拠」とか、「実証された根拠」とかの言い方をします。エビデンスって、理解しているつもりで使っている人が多い言葉の代表例だと思っていて。まず、さっきの話もそうですが、方法と合わせて「質」があるわけです。そして、示されたエビデンスは仮に現時点では正しくても、将来否定される可能性もある。

――ん？

峰　エッジ（edge）の、最新の「エビデンス」というのは間違えていることのほうが多いくらいなんです。

――あ、そういうものなんですか？　じゃ「エビデンスがある＝絶対的な根拠がある」とは、専門家は思っていない？

峰　軽々しく「エビデンスがある」と言うべきではないし、一方で、「エビデンスがある」といっても、いろいろな前提条件・留保条件があることも多い、ということです。専門家でも、示されたエビデンスについて評価するのはそんなに簡単なことではない。どこまでどう検証すれば「これはエビデンスと言い得る」のか、やっかいで、どこまでも慎重に扱わねばならない言葉なんです、本当は。

――気軽にエビデンスと言ったらあかんと。

峰　この言葉を迂闊に使うのはやめよう、とみんなが思ってちょうどいいくらいの言葉だと思います。もちろん、自分も含めて。専門分野でも「これはエビデンスと言っていいのか」がわからない、理解して説明することができない、そういうことがよくあります。

―― 19ページで、医学、生物学はなかなかきれいに因果関係を証明するのが難しいというお話をされていました。86ページの例でも、ヒトの複雑さの凄みを感じました。とはいえですよ、この分野でも「これはもう正しいと言って差し支えないよね、事実だよね」ということはあるわけじゃないですか。

峰　もちろんです。

「エビデンス」として認められていくプロセス

―― そういう「確かなこと」というのは、どういう経緯でみんなが「エビデンスと言うにふさわしい研究結果だね」と認めて、コンセンサスになっていくんでしょう。

峰　なるほど、それは知っておくといいことかもしれませんね。

エビデンスは科学的根拠ですから、科学的な批判にしっかり耐えてきた根拠でなければいけない。そうすると、エビデンスとして認めるかどうかを判断するには、そもそもその研究が扱う内容についての相当な理解や知識、経験が必要になります。

―― しかし、いまのYさんの問いは、もうちょっと概念的なものですよね？

―― はい、具体例というより、エビデンスが成立していくフロー、認められていく流れを知りたいです。

峰　わかりました。じゃ、形から入りましょう。エビデンスにはいろいろな形があるわけです。たとえば論文として出版されているものとか、過去の文献に書かれているものだとか、それから専門家が言っていることだとか、何となく流れている言説であるだとか。そして医学、医療というのは基本的にサイエンスに属する、しかもアプライドサイエンス、応用科学に属するとされることがほとんど。ピュアサイエンス（純粋科学）ではないわけです。

応用科学といってもサイエンスに属する以上は、これはカール・ポパーの言葉を借りるまでもなく、「反証可能性」というものが非常に重要になってくるわけです。

――反証可能性、というのは。

峰　ある解釈、考察を提示した後に、それが正しいのかという反対・反論・ディスカッション、これができるような十分な量のデータを誠実に提示していることが大事なんです。

――エビデンスと名乗るからには、「こういう証拠があれば正しく〝ない〟と言える」ものであるべきだと。なるほど。「オレが言っているから正しい」には、反証可能性がないから科学的なエビデンスにはならないわけか。

峰　こうした証拠を素材にして意見を戦わせるなり、反対論なり、さらに補強する賛成論なりを提示していく。議論が進んでいって根拠の上に根拠が積み重なる。ときにはその根拠が否定されて、別の根拠が成り立つことも起きる。ということを繰り返して少しずつ進んでいくと、コンセンサス、共通の理解ができていく。そういう経過をたどるんですね。

科学の「まとめサイト」を担うのが総説論文

――あ、そうか。つまり「間違っている論文」でも、議論の着火点になるという意味では、悪いことばかりではないんですね？

峰 悪いことどころか、そこから議論が始まれば科学への貢献度大です。先人の人々の膨大な間違いの上に、現在の科学は成り立っていますし、間違えてはいけないなら科学の進歩なんて起きないと思いますよ。

――そうか。

峰 問題は、そういうものだと知らないで、「論文＝正しい」と早合点して、それを社会に広めたりすることですね。

――うっ。

峰 特に、最先端の、エッジの利いた部分の「エビデンス」というのはどんどん新しい研究が行われ、コンセンサスも変わり得るのです。新しければいいというものじゃないんですよ。

――なるほど。特ダネに誤報が多いようなものかなあ。

峰　新しいものはまだ議論を経てない分、不確実なことが多いんですね。じゃあ、古ければいいかというと、古過ぎてすでに否定されていることはいくらでもあるわけです。なので、「議論がどう積み重なって、どういう流れになって、どういう経緯を経て、現在言い切れるところはどこまでなのか」というのは、その議論経過を全部見てみないとわかりません。

――そりゃ大変ですね。まとめサイトを用意してほしい……。

峰　というわけで、その分野の専門家以外がエビデンスを確定することは非常に難しい、という状況がずっと続いてきていたわけですね。

――なるほど。

峰　論文ベースでやっているとそうなるんですよ。繰り返しになりますが、最新の論文はまだ十分な議論を経ていないので、エビデンスとして採用しがたいことも多い。一方、古いものは当然、後から変わったり間違ったりしていることがわかることもあるということで、両者にらみ合いながらやらなければいけないというところがある。

そこでいろいろな方法が採られています。論文の中でも「総説論文」、レビュー論文というのがあるんですね。多くの論文を集めてきて専門家が読んで、それをまとめて1本の論文にしてくれたようなものです。

――へえ。まさにまとめサイト。

峰　質のいいレビュー論文はとても役に立ちます。現在までの議論のあり方、背景情報、現時点で確実だと言えること、そして、いま議論されていることは何か、将来の方向性、課題が示されている。そしてこうしたレビュー論文が何個か集まってくると、そのレビュー論文を読んで書かれるものがあるわけですね。

――そうなんですね、それはなんと呼ばれるんですか？

峰　教科書です。

――え？

峰　教科書は、その分野に後からやって来て、最前線に追いつきたい人のための資料ですよね。もちろん論文、原典に当たって書くまじめな人もいっぱいいますけど、だいたいはレビュー論文を骨子としています。つまり一個一個散らばっている大量の論文をレビュー論文が一生懸命まとめてくれるので、そのレビュー論文がいっぱい出てきたら、それをもっとまとめて体系化して教科書になる、という形になっているわけですよ。

――なるほど。その「教科書」というのは、そういうジャンルが学術書や専門書の中にあるんでしょうか？

峰　いえ、ここで申し上げているのは、専門分野の教科書、学術書、専門書の中で、「教科書」「入門書」的な役割をしている本のことです。初学者や、あるいはたとえば臨床医として勤務されて忙しい方でも読みやすいようにしたものですね。こうした本は当然ながら、専門家が見ても確定した事項が書かれていることが多いです。

――おお！

峰 ただ、論文が揃って、それがレビューされて、そしてそのレビューがある程度集まって、さらに時間をかけて教科書の編集者なり筆者が書くわけで、その結果、即時性に劣るんです。

――あー。最新の話題を判断する役には立たない。当たり前か。

峰 科学は積み重ねで進歩していくものなので、振り返って検証する時間はどうしても必要です。

「論文」が世の中に出ていくまでの仕組み

――結局、論文とその検証が、科学の最先端を掘っていくドリルなんですね。水漏れがあるかどうかは、後工程で検査するしかないのか。

峰 はい、研究者の仕事って何かというと、一言でまとめると論文を書くことなんですね。医療系研究者、医師の仕事としては、臨床医の診断、治療などはありますけれど。「論文を書く」ということが、「人類の知に貢献する」ということに直結する体系ができ上がっています。なので、論文で発表されたもの以外は基本的にエビデンスにはなかなか採用されがたい。あ、ちょっと待ってください。論文ってどういう流れで出版されるかご存じですか。

――テーマを見つけて、論文誌に投稿して、内容が良ければ採用されて……。

峰　はい、まず論文というのは正しい科学的手法に基づいて実験なり検討なり解析なりを実行して、その状態をマニュスクリプト、原稿に書き起こすわけです。

そこから先が重要なんですね。マニュスクリプトを送るところはどこかというと、論文誌、学術雑誌ですね。これは公的機関ではありません。すべて商業誌だと思っていただいていいんですけれども、ここに送る。最初にその雑誌のエディター、Yさんのような編集者ですね、彼らが読んで、これは自分の雑誌に載せる価値があるかどうかということを判断する。エディターキックといって、ここで蹴られることもあります。

「まあ、いいだろう」とエディターが判断すると、査読に回します。査読が論文のプロセスで最も重要な過程なんですね。「ピアレビュー（peer review）」と言いますけれども、たとえば新型コロナウイルスの論文を投稿したとしますね。そうしたら、その論文の専門分野に詳しい専門家をエディターが選ぶんです。レビュアーですね。最低3人ぐらい選ばれるかな。これは雑誌によって全然違います。

レビュアーをやってほしいという依頼はメールで来ます。論文の原稿をオープンにしてその人たちに見せちゃうんです。その論文は科学的に妥当であるか。内容に信憑性があるか。それから、この論文の草稿はこの雑誌に掲載する価値があるか。ここを判断してもらう。

判断は簡単に言うと3つ。「リジェクト」、だめ、不採用。「アクセプト」、オーケー、採用。真ん中が「リバイス」、書き直しとか修正を行えばよかろうというものです。

修正はメジャーリビジョンとマイナーリビジョンというのに分かれるんです。メジャーというのは、ぼろぼろだけど、まあ、出させてやるから実験を追加しろ、検討を追加しろ、考察を書き直せ、こういうことはだめとか、こういうことをしろということを言う。

——紙の原稿なら赤字で真っ赤っかですね。昭和の時代によくデスクにやられたなあ。

峰　マイナーというのは、「うん、おおむねいいけどここは足りないんじゃないかな、ここは修正したほうがいいんじゃないかな」みたいな感じですね。それで原稿をレビュアーの意見を参考に実験し直したり、解析し直したり、文章を書き直したり、書き足したり、削ったりして、ニューバージョンにして再び雑誌に送るわけです。

そうするとまたレビュアーがセカンドレビューをして、オーケー、オーケー、オーケー、3人のうちの3人オーケーするなどになって、エディターが最終的に判断して、雑誌の掲載が決まります。これが一連の流れで、査読が非常に重要なプロセスということがわかりますね。ここでエラーが修正されることが多いわけです。

——なるほど。

査読だってもちろん完璧じゃない

峰　ただ、重要なことは、査読も別に「完璧でもなんでもない」ということです。ザルになり得るんです。だってたとえば最近のコロナウイルスの話題って、分子生物学的なウイルスのことと同時に、モデリング解析が1つの論文に入っていたりするわけです。私にもレビューが回ってきますけど、モデリングの話なんか書かれたら何もわからないんですよ。

――なるほど。

峰　分野が細分化していて、昨今は全部を完璧に査読するということはかなり難しい世界になってきています。なので、決してウの目タカの目で無謬（むびゅう）を保証するような査読というわけではない。もちろん、他人の目を通すというプロセス自体が非常に大事なんですけれど。

そして、世の中に出版社って無数にあるわけです。自費出版社みたいなところとかもいっぱいあるわけですよ、科学雑誌の世界にも。

――「あなたの本を出版しましょう」という商売と同じように「あなたの論文を科学雑誌に載せましょう」みたいな出版社が。それ、ちょっと怖いですよね。

峰　で、これは医学、生物、化学系の論文に限った話ですが、「PubMed」というサイトを見たことはありますか？

――いや、ないですね。

峰　ＰｕｂＭｅｄを見たことがないか、そうか、普通はそうですよね。画面共有でお見せします。「National Library of Medicine」という、ＮＩＨ（米国立衛生研究所）の中の組織なんですけど、アメリカ国立医学図書館というところがやっているこの「pubmed.gov」というところ。これはパブリケーションメディカルの略なんですけど、医学、医療、生物学系のことは「more than 32 million citations for biomedical literature from MEDLINE」、昔、「ＭＥＤＬＩＮＥ」と言っていたんですけど、ここと契約したすべての雑誌、医学雑誌に出た論文が調べられるシステムになっています。

たとえば「ＣＯＶＩＤ－19」で検索すれば、それに関連した一つ一つの論文の題名が出て、何という雑誌に掲載されたかがわかって、登録番号が付いているんですね。このＰｕｂＭｅｄ ＩＤだけでも研究者の間では会話ができるわけですよ。抄録や各出版社のホームページへのリンクがあって、論文を入手したければたいていはここからたどればｐｄｆが手に入ります。

――すごい。

峰　論文に信頼を得るには、最低でもこのＰｕｂＭｅｄに登録されるということが非常に重要になってくるんですね。たとえば私の名前をここにぶち込みます。そうすると私が書いた論文も全部出てくるんですよ。ほら。

――おお、出た出た、本当だ。

峰　これで世界中の医学研究者、医療、薬学系、化学系、生物学系の研究者はいつでも論文を見られる状況になる。PubMedに登録されてないい、採用されてないと、論文をいくら出してもここで見ることができない。

――お金さえ払えば載せるような学術雑誌は、登録されていないこともあるわけですね。しかし、ピアレビューが必ずしも当てになるわけじゃないという問題は解決されませんよね。

峰　そう。言い換えると、ピアレビューって重要なんですけど、神聖視するほどのものでもないんですね。やはり論文が出た後で、多くの研究者の目に触れて、議論が起きて、それを経てエビデンスとして足るかどうかが検証されていくわけです。

――論文は出版されたらおしまい、ではないんですね。

峰　そう、その論文に書かれていることが本当に正しいかどうかを、多くの人が追試といって再現性を求めます。同じことをやってみるんですね、注目を集める論文ならば世界中の人が。

うまくいけば確認できたという論文になりますし、再現性が取れないと言いますけれども、うまく再現できない場合にはできないよという報告が来たりします。なので、論文というのは出ただけで確実ではなくて、いろいろなやりとり、ディスカッションがあってその結果、これまでの共通認識が変わっていく。そして少しずつエビデンスというのが蓄積されるというのが、まずは流れなんですね。

――医薬品が認可される過程に似ていますね。いくらレビュアーがいても、結局世の中に出してみると、意外な穴が見つかったりする、みたいな。

峰 そうですね。その意味ではピアレビューも、ないよりは明らかにあった方がいいんです。1人で書くと、自分の文章ってけっこう独りよがりじゃないですか。

――ううう、そうですね。

峰 誰でもそうですよね、思い込みで書きますから。しかもエッセーや作文ではないので、科学的な知見、テクニカルな部分を満たしているかどうかも重要ですから、やはり査読は重要です。最近は「ポスト・パブリッシュ・ピアレビュー」というんですけど、そういったものも盛んになっています。

――ん？「出版された後の論文のピアレビュー」？

峰 どういうことかというと、たとえば、「PubPeer」というのがあるんですよ。

――ははあ、察するに「論文にみんなで突っ込もう」みたいなものですか？

峰 当たりです。そういうコミュニティーができていて、「おかしいところがあるよ」と書き込んでくれるんですね。ときには厳しいことも書いてあって……。あっ、これはすごいものを見つけちゃいましたよ。

――何ですか、それ。

峰　「この写真は画像加工ソフトで切り張りして作った図だ」と指摘されています。

――えー(笑)。そんな小学生みたいなインチキを仮にも科学者が?

峰　これは明らかに詐欺です。こういう捏造とかやっちゃう人がいるんですよ。こんなふうに「PubPeer」で指摘されて後から訂正やリトラクション、論文取り下げにつながることが、実はいくらでもあります。

峰　新型コロナ関連の具体例で言えば、「Lancet」誌という世界で1番といってもいいような一流誌に載った論文や、「New England Journal of Medicine」の掲載論文でも撤回されたりしているわけですね。みんなが「これはすごいエビデンスだ」と信用していたのが、実は結局、研究者もレビュアーも読者も権威主義に陥っていて、「やっぱり違いました」となって、みんなガクッと来たり。

査読前の論文を世の中に広める害

――そうなんだ……。

峰　ネットのおかげで、「プレプリント」、査読前の論文がより世の中に出るようになった問題も大きいと思います。即時性を上げた一方で、科学の質を大きく下げました。

他人の目を経ていないから質がひどいものが多いんです。そしてさらに問題なのは、使えないものが多いことを認識せず、「科学論文っぽいから大丈夫だろう」とばかりに検証もしないで、無責任に報道・拡散してしまう人が多いことです。検証されていない情報をもとに書いた報道は、デマの元ネタになってしまいます。

——そうですね。うーん。他人の検証を経ていないエッジな論文がそのまま、ある意味「事実」、ヘタすりゃエビデンスとして世の中に出ていったらそれは大問題です。

峰 そうなんです。査読前論文、プレプリントというのも、科学の発展していく仕組みを知っていれば、ある意味業界内というか、内輪の問題にとどまったはずなんです。しかし、「間違っていても当たり前」のものが、第三者の目を通さないまま、いわゆる科学論文として扱われてしまっています。

プレプリントが急速に広がったことは、今回のCOVID-19のコロナ禍に関しては、研究のスピードが上がったとか、情報交換がスムーズになったというメリットはあるんですよ。でもその反面で、インフォデミックの一翼を担った。そして科学の質を下げたという部分が明確にあります。

なので、これはやっぱり科学のプロセスを、雑学程度でいいんですけれども、知っておいてもらうといいのかなと。

――プレプリントというのはそもそも何のために出すんですかね。

峰　これはおもに先取権や、迅速なコミュニケーションのためですね。

――先取権、先取りということですか。

峰　そうです。たとえば将来、パテント、特許などを取りたいというときに、誰が最初に発明したか、誰が言い出したかということの証明が必要な場合に備えていち早く出しておきたいとか、あるいは、考えを早く披露しておきたい、コミュニケーションを円滑にしたい。そういった目的があるんですね。

――なるほど。じゃあ、変な言い方ですけど、「出さなきゃ損」ぐらいの感じですか。

峰　研究者の態度によります。私は絶対プレプリント、公開したくないです。ちゃんと査読を受けて論文として出すのが正当だと思っています。

――そういう、「査読されたものを出すのが正当だ」という意識は、これもひとくくりにするのは難しいと思いますけど、峰先生が接していらっしゃるウイルス免疫学のエリアでいえば、現状はどうなんでしょう。

峰　人によってなんですけど、なんというか、崩れ始めています。この新型コロナ関連のプレプリントがたくさん出る状況において、「プレプリントでまず発表して、それからゆっくり査読を経ればいいいんじゃないの?」みたいにとらえている人が多くなってきているようです。

――それはそうなるでしょうね……あれ、でもそうなると、その分野をやっている研究者としては、プレプリントに最初の発表の場が移り始めた以上、ゴミ（あ、言っちゃった）を含めて一応目を通しておく必要が出てくるわけですか。

峰　そうなんですよ。プレプリントを見ることを強いられるような状況になっていて。

――それは大変ですね。

峰　大変ですよ……。

――これって、たとえば研究者が所属している大学で、プレプリントを出していいよというような基準があったりしないのでしょうか。

峰　それは基本的には大学の内規で決まっていたりしますが、あまりない、とも言えますね。うちの研究所だと、研究発表する前にはその分野の査読というのを受けて、それから投稿先も、「ｍｅｄＲｘｉｖ」というところなどに、これはプレプリントサーバーと呼ばれるものですが、一応の基準のようなものが決められています。

――なるほど。どんな人でも投稿できちゃったりするわけですか。

峰　一切査読がないですから、妄想を書き連ねたとしても通るわけです。

――通っちゃうのか。

峰　載せられちゃう。なので、プレプリントというのは本当に玉石混交、ゴミのほうが多いと思うぐらいの覚悟じゃないと読めませんし、素人の方が読むべきものではないです。ところが、最近はロイター、ブルームバーグ、ニューヨーク・タイムズなどもそうなんですけど、「プレプリントが出ました」と言って大手メディアが速報するんですよ。

――え？

峰 そうなんですよ。そんな記事がいっぱい出ているんです。

――へえ。それはあまり国内に入ってほしくない習慣ですね。あ、でもそれを日本のニュースサイトが孫引きにして転載するわけか。

峰 たとえば「南ア変異株、ファイザー製ワクチンの免疫すり抜ける恐れも＝調査」（ロイター）というのがありました（2021年4月12日）。

――これ、日本語版の記事ですね。

峰 「研究調査で、こうした見方が示された」と記事に書いてありますよね。最後を見てください。「この調査はまだ相互評価を受けていない」。これはプレプリントなんです。

――なるほど。

峰 査読を受けた論文ではない。だから本当に正しいのかどうかがわからない。そんな状態の研究結果を報道することが始まっていて、日本にもばんばん入ってきます。

――少なくとも最後に査読を受けていないという一文を入れるぐらいの良心は欲しい。

峰　そういうことですね。そして残念ながら、この記事で紹介されている研究の内容はめちゃめちゃなんです。ワクチンを打ったほうが変異ウイルスに感染しやすくなるというんです。わけがわからない。

素人に論文のウソは見抜けません

――話を一気に戻してしまいますが、「論文」や「プレプリント」自体を、我々素人が読んで、何か判断することってできるんでしょうか。

峰　言い切ってしまいますが、素人に論文は読めません。これは専門家でも、自分の専門外は読めません。

――なるほど(笑)。

峰　だから結局、プロが解釈してまとめてくれてまとめてくれたレビューとかを読まざるを得ないんですよ。多くの経験だとか知識だとか解釈する能力だとか、そして勉強量、こういったものに支えられて初めて論文が読めるようになるわけで。
しかも何度も申し上げましたが、最新の論文は必ずしも正しいとは限らない。全然コンセンサスになっていないものもありますから。先取権を狙う論文や速報性を重視する報道には、さらに注意する必要があるわけです。

ですので、その分野の専門家でも言えることはけっこう限られていて、「こういう新しいデータが出ました、今後議論の方向性はこっちへ向かう可能性が出てきます、こういうデータも出るかもしれません」ぐらいまでしか話せない。

一方で、たとえばファイザー、モデルナ両社のmRNAワクチンの第三相試験の結果がありますよね。簡単に言うと、95%程度の発症予防効果があったというものですけれども、この論文に関しては本質的な、クリティカルな反論はあんまりされないと思うんですよ。まぁそれでもデータ管理のずさんさなどは指摘されたりしていますが。コアになっているところでコンセンサスになるようなドンとした論文が出るということはあるわけで、そういうときはそれの論文自体も一つの「エビデンス」という言い方をするわけです。

―― なんというのか、エビデンス、というのは、同じ論文でもタイミングによって価値が変わってくるものなんですね。発表されたとき、検証を受ける時、色々なポジティブ／ネガティブな証拠がでてくるとき、で、株価のようにエビデンスの強さが変わる、みたいな。最初からドカンと高値が付いて値段があまり動かないエビデンスもあるし。

峰 それはちょっと面白い見方で、価値が変動するようなことも時にはあるでしょう。論文によっては、エビデンスと言い切らないほうが安全なものもいっぱいあるわけですよ。論文にまとまってはいないんだけど、「たしかにこういう感じだろうな」という、ある意味エビデンスになってくることもあるわけです。要するに、エビデンスという言葉が実はシンプルな言葉ではない、論文1本を指している言葉ではないことが多いんですね。

色々お話ししましたけれど、そういうマルチファクターの中で、専門家が大丈夫だろうと思うならたいていは大丈夫なんですけど、それでもバイアスが掛かっていたり、そのときのサイエンスの流れというのがあったりして、そのときは異端でも将来は王道になるものもあるわけです。確からしさ、ロバストネスというのはやっかいな問題で、少なくともエキスパートでないと判断は難しいというところがあるんですよね。

じゃあ、素人はどうすりゃいいのか

――たしかにそうですよね。ここまで読んだ方の心中を察するに、「自分で判断することってたぶん無理じゃない?」だと思うんですよ。無理なことを峰先生が我々に求めているはずはないので、「専門家になるために勉強しろよ」とおっしゃりたいわけでもおそらくはない。

峰 はい、もちろんです。

――でもおっしゃったとおり、判断自体がその分野の専門家でないと難しいという世界に我々は足を踏み入れてしまったわけで。勉強して追いつく世界じゃないにもかかわらず、勉強した人が言っていることを、これは正しいんじゃない? 間違ってるんじゃない? と判断することが、たとえば私みたいな素人にでも可能なんでしょうか？

峰　単純なたとえをしますね。Ｙさんが外国に行ったとするじゃないですか。英語ぐらいは、まあ、わかるわけですよね。

――まあ、わかる……かもしれない。

峰　でもたとえば、英語もフランス語もイタリア語も通じない、その国独特の言語しかほとんど使われていない、そういう国に行ったとしますよね。現地でお話ししようとしたときにどうします？

――えー、ボディランゲージ、身振り手振りですかね。

峰　それは通じない、というか、むしろ誤解のもとです。

――ハンドサインがまったく違う意味だったりするような、ですか。困った。どうしよう。

峰　Ｙさん、通訳雇いません？

――あっ、ちょうどそう思ったところです。わかる人を雇うしかないですね。

峰　専門家でもないのに、ボディランゲージのレベルで専門情報を理解しようとする人がいっぱいいるわけですが、これは本当に事故の元、間違った情報が拡散していく大きな原因ですね。

――意味をまったく取り違えてしまう。だったら、専門家を通訳として雇えと。

峰　そして、その通訳を信用するかどうかという問題が出てくるわけです。これは、専門家を信用するかどうかとまったく同じ話なんです。

―― おお、わかりやすい(笑)。

通訳を雇え、最低でも2人雇え

峰 そして、現地の人が、たとえば「この機械は100万円だ」と言っているとして、通訳に「150万円払えと言ってます」と言われて、それがわかるかということですね。

―― うっ、わからないですね。じゃあ、払うしかないかな。

峰 払います?

―― いや、だって取りあえずそうしないと話が進まないじゃないですか。

峰 お金の交渉があって、言葉が通じない国に行くなら、私ならそれぞれ別々のところから最低2人通訳を雇いますね。3人雇ってもいいんじゃないですか。

―― あ、なるほど。

峰 専門家も一緒ですよ。一般の方にとっての専門家は、詰まるところはその分野のトランスレーター、翻訳者になるわけです。そしてその専門家が信用できるかどうかというのは、個々人でははっきり言って判断できません。どれくらいの能力があるのかとか、うそをつかない人なのかとか、偏った思想を持っていないのかとかはわからないですよ。だからいつでも複数の情報源を、というのと一緒で、専門家も複数を、ということなんです。

そしてもう一つは、専門家が訳してくれる言語について、自分でも最低限のお勉強はしておいたほうがより安全、ということです。言語のたとえで言えば、数字を読めるようになっておけば、専門家が訳してくれたものをダブルチェックして、ああ、なるほどね、金額は合っているな、と言えるじゃないですか。

だからたとえば統計に関する知識だとか、科学的な考え方の常識があれば、全部はわからないにしろエッセンスの部分、「論文のここだよ」と指さされたら一次資料で部分的に一緒に確認することができるわけです。

専門家でない人ができるのは、これが最大限だと思います。たとえ英語がぺらぺら読みこなせたとしても、専門知識がなければ論文なんて読めません。

―― リーズナブルなご提言だと思います。

峰 現地の言葉をすらすらとしゃべれるように、そして自分だけでうそと本当を見抜けるようになりたいんだったら、勉強して専門家になるしかないんですよ。

―― そりゃそうですね。

峰 一方で、専門家を信用し過ぎちゃいけないわけです。誠実に対応してくれていた通訳だってある日、心変わりすることだってあるんです。お金に困ったり、悪い人に脅かされたりとかもあるでしょうからね。

——あるいは、人の注目を集めることが中毒になって、つい過激なことを言ったりとか、自分の名前をより世に出したいとか。

そいつは果たしてガリレオか？

峰　科学がエビデンスに至るまで、議論を積み重ねていく仕組みをざっくりご説明しましたが、「これまでにない意見」や、「従来の常識をひっくり返す研究結果」というのは、もちろんすべてではありませんが、なかなか出てこないわけです。これは、科学が保守的だから、ではありません。そういう研究に対して別の研究者が検証を行い、ほとんどの場合根拠がないことが明らかになるからです。妥当な意見の中で、人と違うことを言うと目立ちますけれど、果たして根拠はあるのかな、検証はされているのかな、と、冷静に聞くべきですね。

——基本的に多数派、保守的な意見が正しいことが多いと。しかしあれですよね、ほら、ガリレオ・ガリレイ。「それでも地球は動いている」。あの、天動説のまっただ中で地動説を主張した姿勢が鮮やか過ぎて、つい少数派、異論を述べる人に肩入れしたくなるんですよね。「この先生は、もしかしてこの分野のガリレオなのでは」と、つい重ねてしまったりすることも……。

峰　異端と見られた意見が実は正しい、そういうこともあると思いますし、どんな意見でも述べるのは自由なんですよ。ちゃんと根拠があり、それが反証可能性を持っているなら。間違っていればボッコボコにされるだけですから。

ただ、ガリレオになぞらえていいような科学者なんて果たしてどのくらいいるのか。むしろ、ガリレオみたいに自分を見せようとしている、くらいに思ってちょうどいいんじゃないでしょうかね。数学者のノーマン・レビットがこんな言葉を残しているそうです。

「ガリレオが権威に逆らったからといって、権威に逆らうものが必ずしもガリレオではない」

——うわぁ、効きました。これはいい毒消しの呪文ですね。

峰　本当の専門家はＴｗｉｔｔｅｒで議論してないんです。論文を書いているんです。ちなみに出典は『禍いの科学　正義が愚行に変わるとき』（ポール・Ａ・オフィット著、日経ナショナルジオグラフィック社）です。

——一方で、専門家が通訳として、現状の解釈をわかりやすく届けるという意味では、峰先生や他の先生方がやっていらっしゃることは大事なんですよね。でも、通訳を買って出る人もいろいろだから、すぐ信じないで複数の人の〝訳文〟を並列で読む。とっぴな意見を、とっぴというだけで高く評価しない、と。

峰　そして、やっぱり車輪には両輪が必要なんですよ。専門家に依頼するということと、対象について勉強するということは両方やらなければいけなくて、専門家を雇ったからオーケーというと、これは実は危険なわけです。

現地の挨拶や一般的な常識は身につけていないと、ダメなエセ専門家にころっと騙されます。専門用語や、それをできるだけ正しい定義に沿って使おう、という意識を持つのは、詐欺に引っかからないための防衛策にもなりますね。エビデンスとは何ぞや、どういう経緯で固まってくるのか、決してガチガチのものではないんだな、とか、外からはわかりにくいけれど、知っておくといいと思います。

でも、そこまでやっても、にわか勉強で自分が専門家になれると思い込むのは危険過ぎるわけですよ。1人ではなくて複数の専門家を支えにしつつ勉強もするということが、専門分野ではない世界に行く際の、心得じゃないかと思います。

まとめ

最先端の研究には間違いも多い

考えてみれば当然だが、最先端ということは、検証を行う時間や人が追いつかないということでもある。他の人が確認していない状態で「最新の成果」として発表され、それをメディアが鵜呑みにして報じてしまうことは珍しくない。専門家は白けて見ていたりする。

科学の論文にも間違いは多い

そもそも現在に至るまでの科学は、膨大な研究論文とその「間違い」の指摘を通して積み上げられたもの。科学の研究に間違いは付き物であり、意図的でなければ決して悪いことではない。しかし、その正誤は同じ分野の研究者でなければまず指摘できない。素人にはムリ。

素人は「複数の通訳」を雇い、自らも勉強しよう

専門家は（Twitterではなく）論文で対話しており、その論文を一般人が読み解いて判断するのはまず不可能。自分で最低限の勉強はすべきだが、その上で「これぞ」と思う専門家を複数押さえて、それぞれの意見、解説を読み比べて自分なりの判断を下そう。

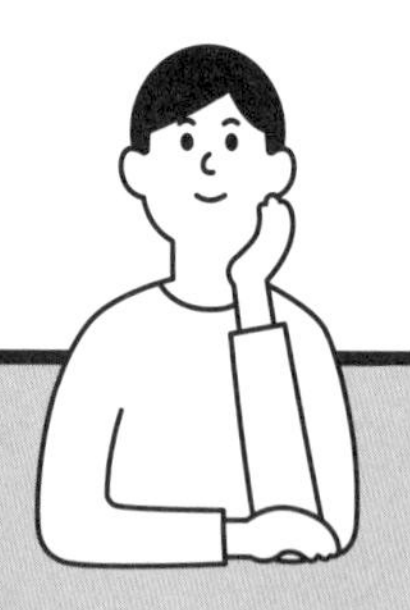

【この章を読んだら読みたい】
「禍いの科学　正義が愚行に変わるとき」（ポール・A・オフィット著、日経ナショナルジオグラフィック社、2020年11月19日発行）
本文でも触れましたが、ある意味「科学って恐ろしい」と感じてしまう本。「普通の人間の感覚」が、科学的な判断といかにズレてしまうのかが痛いほどわかります。残念ながら、メディアが“果たしてしまった”役割の大きさも。自戒も込めて推奨です。（編集Y）

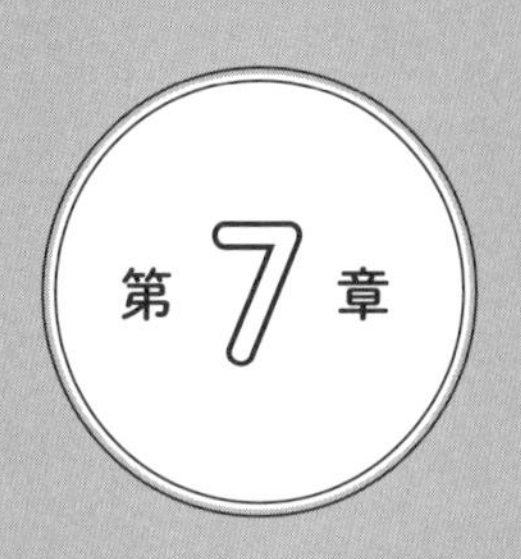

わたしたちは
そこそこ
〝正しかった〟？

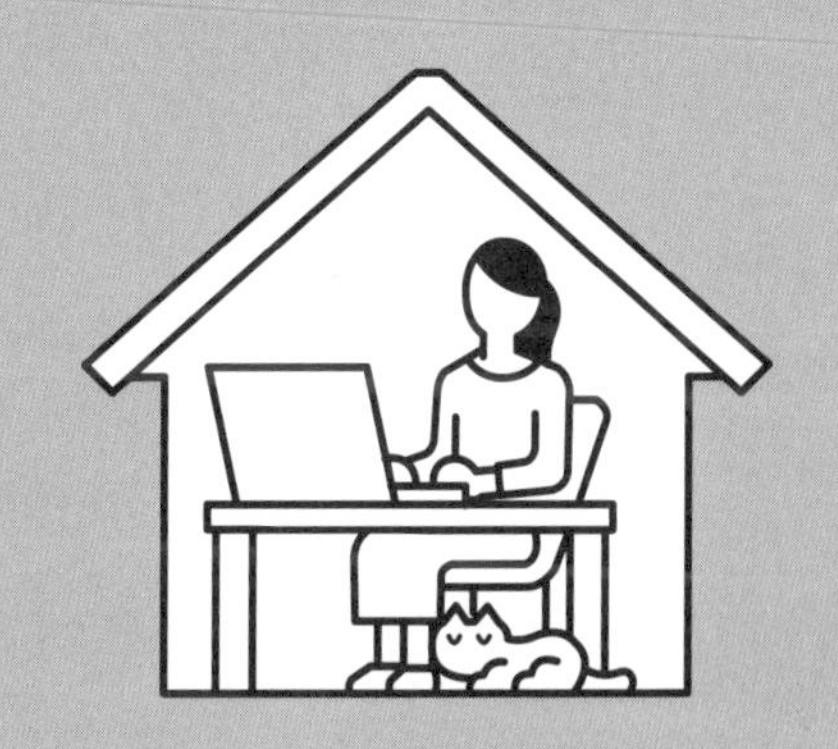

米国で現実になった「最悪の予感」

――さて、そろそろ冒頭からの宿題である「わたしたちは正しかったのか」について、ご意見をうかがおうと思うのですが、その前に。マイケル・ルイスの『最悪の予感』(早川書房)、峰先生、お読みになりました?

峰　まだ4分の1ぐらいです(笑)。やっぱり面白いですか。

――米国の感染症対策を振り返ると、ものすごい先見性や技術力、実行力を持った人たちがいたにもかかわらず、様々な官僚機構の弊害でその能力を十全に発揮できず、今回の新型コロナ禍を招いてしまった、という……。

峰　そうですね。mRNAワクチンを開発して世界を救った国なのに、COVID-19による死者が74・5万人と、世界最多になってしまった(2021年10月時点)。

――映画「アウトブレイク」とか「ホット・ゾーン」とか、小説だと『合衆国崩壊』とか、感染症を扱った映画、小説なんかで、CDC(米国疾病予防管理センター)は、たいてい人類を救うヒーロー役で出てくるじゃないですか。でも、その実態はというと? と、ちょっと夢がぶち壊されるような話で。

峰　まあ、CDCといっても、普通の人がやっている組織ですし。

――　政治から独立して、医学・疫学的な、それこそエビデンスに基づいて積極的に行動していたＣＤＣの動きが弱まったのは、１９７０年代と言われているそうです。１９７６年に、豚インフルエンザが国民に感染すると予測し、４０００万人にワクチンを接種したけれど、流行は起こらず、接種による因果関係が疑われる病死が起きる。その後、政権交代の際に「ＣＤＣが暴走した」という報告書が作られ、政府の強い指導下に置かれるようになっていく。この本ではそんな話が描かれていました。

峰　手のなかにワクチンがあったとしても、確実に流行するかどうかはわからない状況で、全国民に打つという大変な手間とコストがかかることを勧告すべきか否か、これはものすごく難しいでしょう。不完全なデータ（常にそうですね）を基に決断することを強いられるわけですから。

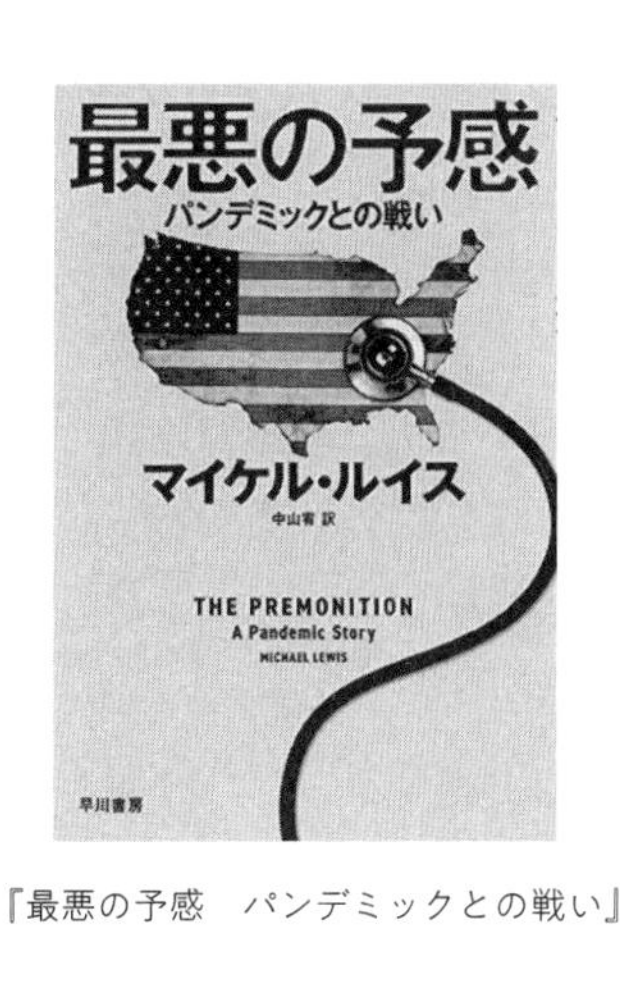

『最悪の予感　パンデミックとの戦い』

――　勧告せずに流行すればもちろん非難され、勧告して流行が来なければこれも非難される。マイケル・ルイスは、ワクチン接種を主導した当時のＣＤＣのトップ、デビッド・センサーが、政府によって悪役に仕立てられたと指摘しています。いわく、「メディアや社会の変化により、専門的な決定を世間がどう受け止めるかが変わってきた。たんに専門知識にもとづいて判断を下せばいい時代ではなく、すべてが終わったあとで大衆の厳しい目にどう映るかをじゅうぶん考慮しなければならない、というわけだ」と。

峰　なるほど。示唆に富んだ本のようですね。

――実は、『わたしたちは正しかったのか』というこの本のタイトル、ちょっと後悔し始めていまして。ことの後から正しかったのかどうかを考えるというのは、ものすごく難しいことなんだなと。何をいまさらと峰先生は思う話かもしれないんですけれど。

峰　いやまあ、ね、いろいろありますよね。しかも歴史と一緒で、後からどうこうと言うことはできるんですけど、やっているときは手探りでやりながらというところもありますし、なかなか難しいところですね。

日本は大成功している国の一つです

――『最悪の予感』を読んでなにより怖いと思ったのは、手探りでやっているときの話を、ある程度結果が出た時点から振り返って評価するときに「こんなことはムダだった」とか、「やらなきゃよかった」と言うことで、いずれやってくる〝次〟の対応のときに、「どうせ批判される、じゃあ、やらないよ」というリアクションを引き起こしそうな気がすることなんです。

峰　それはそうなんですよ。萎縮しちゃうのも問題ですし、逆に前回の成功体験が増幅されて、イケイケどんどんになるということもあるので。どっちもいけません。だから難しいですね、とっても。評価するとしても、論点ごとに整理して客観的にやるしかないです。

――そういう前提に立った上で、峰先生にこの2年間の日本を、2021年11月の時点で振り返ってみたら、どんな感想になるのか。お聞きしてもいいでしょうか。

峰　いいですよ。そうだ、Yさんの感想を先に聞かせてください。

――マイケル・ルイスを読んだ後だからかもしれないんですけど、「これに比べたらずいぶん日本ってうまくやったんじゃないか?」と、改めて思うんです。案外正しかったんじゃない?という。峰先生はいかがでしょうか。

峰　というか、何度も「日経ビジネス電子版」の取材でも話していますけど、日本は大成功している側だと私は認識しています。それは死者の数の少なさ、そして、大いに不満は買いつつも、国民の行動の自由度の2点から明確だと考えます。

――日本のどこが正しかったと思われますか?

峰　対策で言えば、早い時点で、流行を抑える鍵が「3密(密集、密接、密閉)回避」だと気がついて、頭に入りやすい言葉で周知を図ったことは大きいと思います。これは、たとえば米国では日本の1年遅れでした。

――人の移動を推奨する「ＧｏＴｏキャンペーン」やオリンピックを開催したり、緊急事態宣言をなんとなくゆるゆると続けてみたり、こう言ってはなんですが、筋がびしっと通った行動をしなかったわりに、何かそこそこうまくいっちゃった気がするんですが。

国民の〝優秀さ〟に丸投げしたおかげ？

峰　はい、政府の対策や指導力を全面的に褒める気には私もなれません。日本政府が国民に甘えまくったということですね。国民の高い対策能力、デマを信じない知性、あるいは協調性、従順さに対して日本政府がもう全力で甘えた、その結果でしょう。ここまで他の国に比べて感染が抑えられたのは、これは国民の力であって政府の力ではない。

――なるほど(笑)。

峰　だって米国ではロックダウンして、レストランを閉じて、ニューヨークでは遺体を埋葬することさえ追いつかない時期にですよ、「ＧｏＴｏ」をやっているわけですから。感染対策という面から見ればそのピンボケぶりはすごいし、それでも破綻しないくらいで済んだ国民の自制っぷりもすごい。

――サンプルとしては面白いけど参考にならないよ、とか諸外国の研究者から言われそう。

峰　日本は外れ値になっちゃうんですよ、何をやっても。他の国が日本みたいな対策を採ればうまくいくかといったら、全然そんなことはないはずです。国民がある意味優秀過ぎるんですね、平均値で。

―― 何てこった。

峰 日本人はだいたいが優秀だから、一部の人が変なことを言っても動かない、なんならつまはじきにされてしまう。米国はばらつきが大きいので、そんなアホな、という話でも動かされる人がけっこう出てくる。個人的にはそんな印象があります。これにはもちろん、良い面も悪い面もありますよね。

日本では、国民も、政府のことを信用し過ぎているんですよ。甘え過ぎているんです。「緊急事態宣言を出せ」と、国民がむしろ求めるわけです。国民同士で喧嘩するのはいやなので、お上に言ってもらおうという発想になるんですよ。

―― あ、わかります、わかります。

峰 たとえばマスク一つにしても、不織布マスクにしてほしい、ウレタンマスクじゃだめだというのを、自分で注意ができないから、国が指針を出してくれと言うんですよ。

―― はい、言えません、言えません。

峰 国と国民がずっと甘え合っている。でもある意味、それは相手を信頼しているんですよ。というか、相手にそれなりの能力があるからなんですよ、お互い。国民にも能力があるし、政府も政治的な要請に振られ過ぎず……まあ、あの時期の「ＧｏＴｏ」などはどうかと思うところはありますが。

――でも、政治的な要請からくる「対策」は日本もずいぶんやってるように思えますが。

峰　これも比較の問題で、「集団免疫を目指す」とか「かかってしまえばかぜなんだ」とか、政府の指導者が言い出したりはしませんでしたよね。そういう、指導力を発揮するためにとっぴな、リスキーな選択はしなかったということですね。

――なるほど。リスクを取らない、というふうに見えたけど、実際は。

ムダに「果断な行動」をしなかったのも良かった？

峰　日本の専門家、行政官はかなり常識的にものを判断しているので、「地味でパッとしない」と思われることもあるかもしれませんが、その分、ムダにブレてないと思うんですね。

――エビデンスのところでも出てきた、いい意味で保守的というか、慎重さが保たれた。危機の最中ということで、「果断な行動を」と社会が求める雰囲気は強かったけれど、そこでブレなかった、ということですかね。

峰　もちろん、政治、経済、社会的な問題に直面してブレたところはあるんですけど、基本的な方針とか、科学的なものの解釈というのは、日本の専門家集団であるアドバイザリーボードがまったく動じませんでしたから。日本はそこが強かったんでしょうね。

――科学的な、しっかり積み上げた足場の上で物を言っていたと。

峰　悪い例にして申しわけないですが、対照的だったのが英国です。2020年12月の「アルファ」変異ウイルスの騒ぎ、覚えていますか。

――ありましたね。

峰　この夏のデルタどころじゃない大騒ぎをして、ジョンソン首相までも「感染性が70%増だ」とか言い出しましたが、そんなに伝播性は上がっていなかった。

――先生は当時から、気持ちはわかるけれど騒ぎ過ぎだと言ってましたね(日経ビジネス電子版2020年12月28日掲載「新型コロナの変異は『当たり前』の話、騒げば騒ぐだけ損」)。

峰　科学的な常識をしっかり持っていれば、そういう話になるはずなんです。でも「国民の危機だ」「ロックダウンが必要だ」と、英国の科学者たちも言い出して。いわゆるアラーミスト、騒ぎを煽るのが好きな人たちが大暴れしたこともあるのでしょうが、本当にみんな浮き足立っていたんですよね。

――日本でも騒ぐ人はいたけれど、全体で比べればずっと冷静でした。

峰　専門家たちが、別にこれは騒ぐ必要を感じないと思ったからですね。例外的な事項であるか、本質なのかということの判断を、いままでの常識に基づいてやっていた。それが正しかった。日本は人材の層が薄いと言われますけれども、幸いなことに尾身茂先生（新型コロナウイルス感染症対策分科会会長）とか、西浦博先生（京都大学教授）もそうだし、押谷仁先生（東北大学教授）もそうなんですけど、経験豊かな強者を揃えて、いいところに据え付けて、そのメンバーたちもブレなかったわけです。

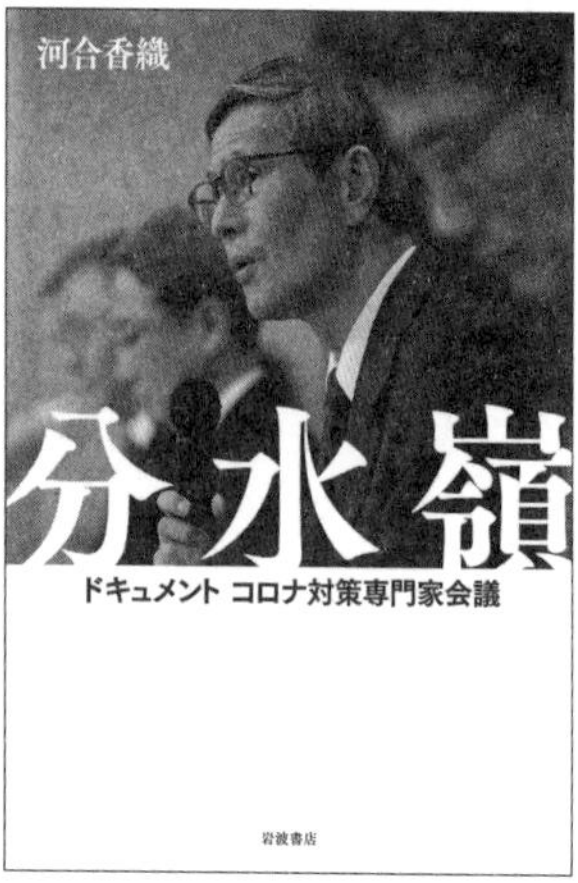

『分水嶺　コロナ対策専門家会議』

――このあたりの背景は、『分水嶺　ドキュメント コロナ対策専門家会議』（河合香織著、岩波書店）という本に書いてありましたね。

峰　『最悪の予感』と読み比べると面白いかもしれません。

――そうなるとしかし、逆に、「日本は意外にうまくやった」という印象があまり我々の中に立ち上がってこないのが、不思議と言えば不思議です。

峰　そうですよね。日本は政府も国民も自信を持ってないし、外国のほうがうまくいっている、と具体例も出さずに、卑下し過ぎているわけですよ、自分たちのことを。そういう意味では、客観的実績については日本は勝ち組なんです。そして主観的、メンタル面では負けです。独り相撲で負けている（笑）。

――よく考えると、やっていることに対して「あの国に負けている」というのもおかしな話ですよね。『最悪の予感』を読んで『分水嶺』を読むと、「結局、それぞれの国は、それぞれの国に合ったやり方しかできないんだな」という感慨が湧いてきます(笑)。

つまるところ、その国に合ったことしかできません

峰 そう、そこが大事なんですよ。結局、日本人って何かというと外国の状況を見て、外国はこんなうまくやっているとか、日本は失敗しているとか思うじゃないですか。そうじゃなくて、各国でできる最大限の努力をやる。もし勝ち負けがあるとしたら、それがやれたかどうか。比べるなら、そもそも比較可能性があるかどうか、ということなんですよね。

――比較可能性ですか、なるほど。

峰 そう。そもそもの土壌が違うのに、背景因子をすっ飛ばして比較してどうするんだ。ランダム化コントロールをした上で対策の効果を比べているわけじゃないんです。

――勉強したおかげで意味がよくわかります(笑)。

峰 ルールがそれぞれ違うという、この時点でエコロジカル研究という研究になるんですよ。エコロジカル研究というのは、国とか地域で区切ってそれぞれの比較をしようということなんですけど、それって背景因子が明らかに調整できないですし、前提条件が違うんですよね。そ

ういうことを考えると、気軽に米国、英国、台湾、ニュージーランドでは、とか言うのは、これ、ナンセンスなんですよね。

―― 結果として出てくる数字や、その国の中での判断で「いま振り返ると」とは指摘できても、「英国でやった対策を日本でもやるべきだった」というような物言いは成り立たないと。

峰 そういうことです。

基本の基本だけ決めて、あとは細かく合わせる

―― 『分水嶺』で尾身先生が「日本モデルは、その都度アジャストするということです」と言っています。「何か決まった固定のモデルというよりは、基本的な考えは一貫しながらも、その時々の状況や相手に応じて作戦を変えていく柔軟さを指すのではないかと思います」。そして、米国などではこれは難しかっただろうと指摘しています。

峰 はい、覚えています。

―― モデル、というのは、ひとつの理想型というか、「これで行く」という確固としたスタイル、行動方針ということでしょうか。米国は状況に合わせて柔軟にというより「検査であぶり出しワクチンで叩く」という、ある意味明快な、断固とした姿勢で臨み、で、しくじった。ワクチンが来たら来たで、一斉に制限を解除して、感染の再拡大につながった、みたいな。

峰　これは尾身先生のお考えとは違うかもしれませんが、私が思うのは、米国の対策は、即物的なんですよね。ワクチンとか薬とか、アドバタイズメントできるもの以外、信じないんですよ。その含意が「モデル」という言葉にも含まれているのではと思います。

――どういうことでしょう？

峰　社会の統制とか秩序とか、「新しい行動様式」、一人ひとりが自分の行動を変えることによってウイルスの感染を防げる、そういう発想がピンと来ないところがある。

――で、「対策といったら、やっぱりワクチンでしょう」となるわけか。

峰　3密回避のような、チリツモというか、それぞれの行動の効果は限界があっても、社会全体で組み合わせると大きな効果になる。そういう感覚が伝わりにくいように思いますね。一方、日本人はもう昔からワクチンだけに頼ろうなんて思っていなくて、「感染抑制はすべての行為の積み重ねである」と多くの人が理解していたわけです。

――そうか。手洗い、マスク、3密回避、換気などなどが大事、というのは、日本の常識であって米国の常識ではなかったと。

峰　まったくないです。そして、「個々人の行動の変化が感染を抑制する」ということも常識ではない。

――そういう意味では、日本が今回うまくやれたのは、まさに日々、ちゃんとマスクを付けて、時差出勤して、不要な外出を控えた皆さんのおかげということですね。

峰　はい、「正しかった」のは、まさしくそういう人々のことだと思います。

感染症によく効く「湯かげん戦略」

——改めて思うんですが、先行き不明なことに対しては、エイヤッと果断に行動するよりも、「いろいろ試して、ダメならすぐやめて、うまくいったら続ける」という、お風呂の湯かげんを入りながら調整するみたいな感じで、熱過ぎたらぬるく、ぬる過ぎたら熱く、ある意味冴えない、地道な対応策が一番現実的に効果が大きいのではないかと。

峰　湯かげん戦略ですね。誰も正解がわからないんだから、多少歯切れは悪くても、うにゃうにゃ試すしかない、という。尾身先生がどういうお考えだったのかは、本を読んで推測するしかありませんけれど、やっぱりバランス感覚に優れているのと、「現実しか見ないぞ」という、リアリストなのではと感じます。いわゆる理想を語ってないですし。

——たしかに。

峰　「対策がこうであったらいいな、理想的だな」じゃなくて、「いま・ここ」で見えている現実の中で、もがけるとしたら最大限もがけるのはどこか、しか考えておられないのではと思うんですね。システムをいかに回すか、回しながら可能性のあることを試そうと注力されたんだなと。

――そのときそのときで失敗もあるし成功もあるけれど、そのフィードバックをいかにスムーズに回すか。で、回すためにはメンバーのモチベーションなり精神状態なり健康状態なりというのが、ある程度以上でなかったらそもそもできないんだから、必要なところはケアもするし、矢面にも立つし、言うべきなら言うという。

峰　いろいろなリーダーシップのあり方があると思うんですけど、日本にこれだけの方がいたというのは、幸運だったと思います。

――いわゆる米国での強いリーダー像とは違う感じの。

峰　米国は、モデルとか、理想とか目標とか、あるべき姿というのを設定して、そこに向かう社会なんですよね。その理想像を語り合うから政治の国になっちゃうんですよね。日本ってあんまり理想的な社会がどうとかって、まあ、話す人はいますけど、どうやったらそこにいけるのかとかがわからないうちは、そういう議論があまり得意じゃない。これも良い面と悪い面がありますが。

外から見ていると、日本人って地に足が着いている人たちなのかなと思います。、ある意味では鳥瞰できないというか、高い視点を持つのが苦手で、地面をとことこ歩いているようなところもあるわけですけど。ただ、その分、リスキーな、とっぴなことをする人も少ないので、そういう文化的な差が、感染症の対策としては良いほうに出た可能性はありますね。

世界で一番自由な国、日本

――ただ、そういう日本の対策の正当さ、それが生んだメリット、そして、これらが国民の自覚や品性……という語弊もあるでしょうが、その高さによって支えられたんだ、ということが、残念ながら国内外にうまく広報できていなかった。それもこの『分水嶺』や、自分の実感を通して思うところです。台湾は対策もさることながら、広報がとてもうまかった気がする。

峰 そうですね、日本はそこが下手ですよね。下手なんですが、ある意味正直だとも言えて、政府広報は国民をダマしにかかってない、つまり、そんなにプロパガンダをやらないでしょう。それも良い悪いがありますが。米国はけっこうプロパガンダ、下手なんですよ。こっちで見ていると。

――そうなんですか？　米国はとっても上手そうですけれど。

峰 やっぱり台湾や中国のようにはいかないんですよ。

――そうか。ここも背景の違いがありますね。

峰 いざというときに、自分たちの人権が制限される、自由が制限される、常に監視される、ということに慣れている部分があると思うんですね。これはシンガポールも同じだと思います。

一方、日本では、感染が拡大していて危ないから、こうこうします、これが目標ですと言ったところで、変なことを言い出す人たちが必ずいるじゃないですか。

――まあ、なんでも言える自由がありますからね。

峰 そう、言う自由があります。そう考えると、日本って世界で一番自由な国だと思うのです、ある意味。そういう自由を保ちつつ、リスクヘッジをしつつ、石橋をある程度渡りながらもいろいろ試したというところでは、日本は善戦し、成功した側であるのは間違いないと思うんです。台湾は、最初から政府主導でがっちりブロックして成功したから良かったですけど、これ、リーダーシップを発揮して失敗していたら、もう大変なことになっていたと思います。

――なるほど。まあ、日本を含めてどの国も、コロナ以前よりは生活の自由度なり、楽しみなりが減っちゃったわけだから、「他所よりマシと言われても」と思うのも仕方ないですよねえ。隣の国がどんなに我慢しているかってわからないですもんね。

峰 そこなんですよ。日本人は隣の芝は青い問題になっているんじゃないかというところがあって、日本人はものすっごく自由ですよ。だって考えてくださいよ。私なんかまだ1週間に3日間しか職場に行けないんですもん。

――えっ、まだそんなものなんですか。

峰 そうですよ。最初ロックダウンで自宅待機、その後もずーっと、まだ職場、時間制限があって。

——それってきっちり管理されて、誰かに見られているんですか。

峰　うん。

——そうなんだ。

峰　自由度なんてないですよ、アメリカは自由の国でもなんでもない、規制の国ですよ（笑）。

——その点、私はもう大手を振って毎日出社していますもんね（笑）。誰にも監視されてる気はしませんし。乗る電車の時間帯は選んでいますけど。なるほど。

峰　国として、客観的にはどんなに恵まれていて幸運でも、その人その人にとって実感があるのはあくまで自分の周りと、自分自身ですからね。これはけっこう大きな問題です。

第5波はなぜ収束した、そして第6波は来るのか

——ちょっと話題を変えて、この本が出た直後に起きそうなことについていくつか。まず、第6波、これはおそらく起きるのだと思いますが、どういう形になるでしょうか。

峰　難しいところですね。個人的な予測ですが、まず2021年の第5波、あれによって、超ハイリスク層とか行動変容できなかった人が、かなり感染したこともあり、ひとまず収束したんじゃないかと思うんですよ。

――なるほど。

峰　第5波の収束の理由は、専門家の間でも「これだ」というものは見つかっていません。これまで行動を変えてこなかった人たちが感染者の急増を見て、ようやく飲み会やバーベキューなど、会食の機会を減らしたことが大きかったのでは、と個人的には見ています。都道府県や保健所から出た感染者のトレースの結果は、家庭内感染が一番多いわけですけど、これはもう枝葉末節の話です。家に運んできたのは誰かと考えると、明らかに飲食、会食に出席した人なんですね。そういうのが減ったんでしょうね。接触する以外にうつる術がないウイルスですから、機会を減らせば当然流行は止まる。

――そうなのでしょうか。この夏、都心の飲食街を見ていると、みんな盛大に呑んでるじゃんと思っていたのですけれど、埼玉から久々に都内に出てきたという人からは「えっ、こんなに人がいるんですか」って驚かれたんですよね。もしかしたら、私が見ているところが異様に人が出ているエリアだったということなのでしょうか。

峰　たとえば、Yさんや普通の人の生活では見えないところで、濃厚な接触をしていた人がいて、そういう人たちが感染し尽くした、という可能性もあります。一つの仮説でしかないですけどね。消去法で考えるとこうなる。まずワクチンの効果はもちろん大きかったと思います。しかし、それだけでは説明できない。

――そうなんですか、これだけ接種が進んでも？

峰　だって第5波の最中の接種率は全国民の60％以下ですよ。

――たいしたものじゃないですか、60％って。

峰　いや、40％の人が感染する可能性があるわけです。ご高齢の方に対しては、ワクチンはめちゃめちゃ効いていて、ほとんど入院者の死者がいない。第5波で主に感染していた人は50代以下の人のワクチン未接種層です。だからワクチンだけの力ではちょっとなさそうですね。「ウイルスが弱毒化した」「ウイルスが自滅した」などとキテレツなことを言っている人もいますけど、全然ないですしね。緊急事態宣言も出ましたが、特に規制・指導が突然強化されたわけでもない。となると、やっぱり個人の行動変容というところが、リーズナブルな仮説を置く場所なんでしょう、という話です。理屈ではそうなります。つまらなくてすみません（笑）。

――いえいえ、なるほど。

まだ行動を変えない人から第6波が

峰　ようするに「収束した明確な理由はわからない」ということを言っているわけです。ただ、もしこの仮説が正しければ、第5波を経ても行動変容が起こらず、運良く未感染だった人を中心に、第6波が起きる可能性がある、ということになるわけです。

――起きますか。

峰　私は普段、かなりオプティミスティック、楽観的なほうだと思いますけれど、これに対しては非常に悲観的で（笑）。第6波ある程度のものが来る可能性があると思う、ある程度ね。第5波は超えないと思いますけれど。

いま、ワクチンが若い世代にようやく行き届き始めたので。言い換えますと、これから感染する人はワクチンを打たないという選択をした人がほとんどだと思われます。

――ううむ……。

峰　基本的には。その人たちは感染予防策も守らない人が多いように思いますし、科学も信じないし、この本も読まないでしょう。「日経ビジネス電子版」も読みません。そしてＳＮＳとか「ＹｏｕＴｕｂｅ」とかを見ているんです。

――そして、同じ意見を持つ人同士でネットでつながって、「やっぱりワクチン打ちたくないよね」と、エコーチェンバーに入ってしまう。

峰　フィルターバブルともいいますが、自分たちの仲間内に引きこもっちゃっているわけですね。そういう人たちはもう行動変容しません。アドバイスを出したとしても届かないんですね。

そういう人たちがどのぐらいいるかですが、ざっくりの肌感覚、推定で10％以上、20％以下くらいではないかと仮定しています。この人たちはワクチン打たない、マスクしない、人の言うこと聞かない、危機感がない。非常に感染しやすい状態が続く。仮の数字ですが、10％というと日本で1300万人ですよ。

――けっこうな数だ。

峰　ここで流行すれば、第6波は来る。でも、第5波ほどのものにはならない。そうはいってもワクチンを打つという選択をした人が大勢を占め、ハイリスク層の人たちはかなり守られていますので、死者数も抑えられると思います。

――よかった、と言っていいのかどうか……。

「ワクチンパスポート」はアリか

峰　ワクチンを打たないという選択をした人たちがどうしても残る。そういう人たちのために流行が収まらず、飲食業界をはじめ多くの人が犠牲を払うという社会にしてしまわないための手の一つが、「ワクチンパスポート」になるわけですね。

――なるほど。

峰　これは、ワクチンを打たないという人にとっての差別だという声があることは承知していますし、なかなか表現が難しい。私、基本的に大賛成なんですよ。ただし前提条件があります。ワクチンを打ちたくて打てない人がいないことです。アレルギーの問題はありますが、厳密に言うと、このワクチンに対して強いアレルギーがある人以外は打てるんです。ということは、1回目の接種でアレルギーが出た人が2回目を打てないということです。1回目を打てないのは、現状では11歳以下のお子さんだけです、あとは全員打てるんです、医学的には。

つまりこのワクチンを打てない人はほぼいない。打たないという選択をした人がいるだけだという話ですね。ここが重要です。いま接種しているワクチンは確実と言っていいほどの効果がありますので、イベントや飲食店の再開をするに当たっては、ワクチンパスポートを利用すれば、二度ワクチンを打って2週間以上経過した人が、リスクを大きく上げない状態で経済社会活動を回せるようになる、こういうことなんです。

――感染拡大のリスクがゼロになる、わけではないですよね。

峰 それはそのとおり。医学的にはもっとみんな引きこもってくれればいいんですけど、そんなことしていたら経済は死んでしまいます。経済的には再開したい、だけど手放しで再開したらまたリスクになる。そこでリスクを抑えながら再開する方法は何かというと、感染しにくい状態で、なおかつウイルスを持っている可能性が低い人で回せばいいわけです。それが人口の半数以上にもう達しているということを考えると、ワクチン接種者に限って場所を開放するというのは、これは合理的な選択であるということです。

ワクチンを打たないという選択をされた人は、そういう社会が来たということを含めての選択を自分でしたのだ、と考えてはどうでしょうか。人と会わない、飲食店に行かない、イベントに出ない、ならば、ワクチンを打たなくていいわけです。

――それはそうですね。

峰 それは他の人に迷惑を掛けないというのと一緒で、人の前でたばこを吸わない、ということに近いです。

――1人で家の中で吸う分には誰も止めませんよと。

峰 全然止めません。差別だ区別だということではなくて、むしろ合理的に社会経済活動を回すという、いままで解決しようがなかった課題がようやく解ける段階にきた。その解の1つとしてこれは合理的だろうという、こういうことで支持しているわけです。

検査態勢の充実は必要か

――検査についてはいかがですか。無作為に調べるのは意味がないよという話なのか、それともワクチンパスポートの効果を裏打ちするためにも、やったほうがいいという話もあり得るのか。

峰 検査会社を儲けさせて、そこで経済を回すというなら別ですが、そんなにいらないと思います。だって検査して陰性だとしたって、「感染する可能性がある人である」という状態は何も変わらないんですよ。ワクチンを打っている人は、もう無症状で済むんだったら無症状で済ませておけばいいので。別に無症状だったら気にしなくていいんです。周りにうつすとか言ったって、周りもワクチンをしていれば全然、問題ないわけです。そこにワクチンを接種していない人がいたら、初めて問題になるんですよ。

――なるほど。まれではありますが、ブレークスルー感染もあり得るのではないですか？

峰　あり得ます。それでも、受ける側がワクチンで免疫を持っている状態ならば、それほど気にする必要はないと思います。そもそも感染しにくく、他人にうつす可能性も低く、その場にいる人は抗体をすでに持っている。だからあまり関係ないでしょうという話ですね。そして、検査はどこまでいっても感度と特異度の問題が解消されないんです。

――陰性の人を陽性、陽性の人を陰性と間違える可能性がどうしても残るから、最終的には医者が判断するしかない。

峰　検査ってそういうものですから。

――ちらりと出ましたが、子どもさんへの接種についてはどうでしょう。

峰　ここは慎重に判断していいと思うんですね。私は子どもがいませんが、もしいたら打たせますし、うちのおいっ子には打ってほしいと言っているんですけれども、各家庭でどれぐらいワクチンの副反応というものを恐れるかというところによるので。

――治験としては、基本的に問題があるというものは出てないんですよね。

峰　全然問題ないと思います。用量も減らしていますし。ただ、心筋炎など非常にまれな副反応は治験レベルでは出てこないんですよ。なので、本当に大規模接種が始まらないと確実なところは言えないので、そこは今後の課題ですね。

――3回目の接種、ブースターショットについてはどうでしょう。

峰　これはシチュエーションディペンデント、状況によって意見を変えるべき話なんですよ。もし年末まで第5波が続いていたら、医療従事者と高齢者、ハイリスク層から急いで考えるべきだと思っていたんですけど、収まってくれれば急ぎすぎなくていいでしょう。ただ、第6波なり第7波なりというものを考えたときに、そこにハイリスク層のワクチンの効果が下がってくるタイミングと重なることがないように計画をするべきですよね。世界各国でまだまだ流行していますから。今後、デルタからさらにやっかいな変異ウイルスが出てくることもあり得ますし。

流行の全世界的な収束が見込めない以上、ブースターショットはどこかの時点で始めなければいけないのは事実ですね。ただ急ぐ必要はなく、それより1回目、2回目の接種率を1％でもいいから上げたい。90％越えを目指したいというところではありますね。

まとめ

日本は新型コロナ対策の大成功組に入る

様々な問題が出てきたし、少なくない犠牲も払った。しかし、国際間で比較してみれば、日本は感染者数、死者数ともに明らかに「対策大成功」のグループに入る。政府がよくやったというより、医療関係者、そして多くの国民が対策を真剣に頑張った成果だろう。

「実行力のあるリーダー、果断な行動」は案外ヤバい

誰にも先が読めない災害時には、「間違った決断とそれに基づく迅速な行動」が、大きな悲劇を生むこともある。そして、その反動で肝心なときに過度に動きが鈍くなってしまうことも。案外「湯につかりながら熱いぬるいと微調整」するくらいがいいのかも。

残念ながらおそらく第6波はやってくる

ワクチンの接種が進んだことで大きな被害は避けられそうだが、接種していない人々はまだ大きなボリュームで残っているため、ここを中心に第6波が起きる可能性は高い。ワクチンパスポートなどで経済を回しつつ対策を続けたいところ。

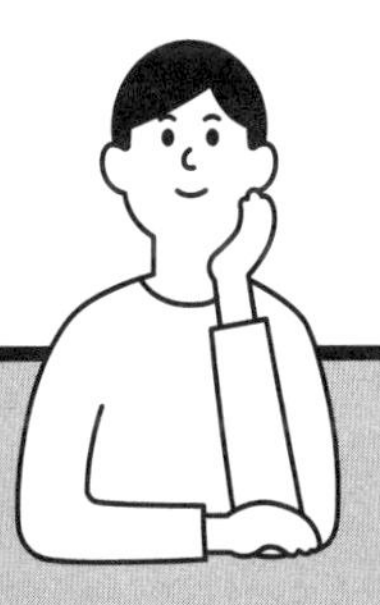

【この章を読んだら読みたい】
『最悪の予感: パンデミックとの戦い』（マイケル・ルイス著、早川書房、2021年7月8日発行）
『分水嶺 ドキュメント コロナ対策専門家会議』（河合香織著、岩波書店、2021年4月8日発行）
どちらも本文でご紹介したとおり大変面白いです。非・専門家は、「専門家」とどう付き合うべきか。丸投げではダメだし、かといってコントロールするのも害が大きい。今後、我々の社会が学ぶべき教訓、ってやつがてんこ盛りの2冊だと思います。（編集Y）

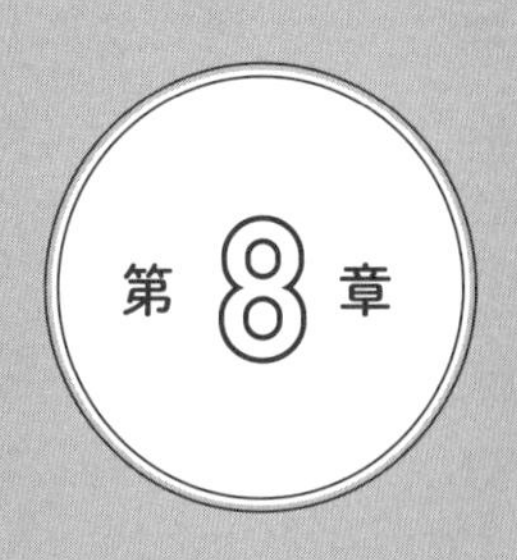

正しさを誰も保証できないとき、どうするべきか

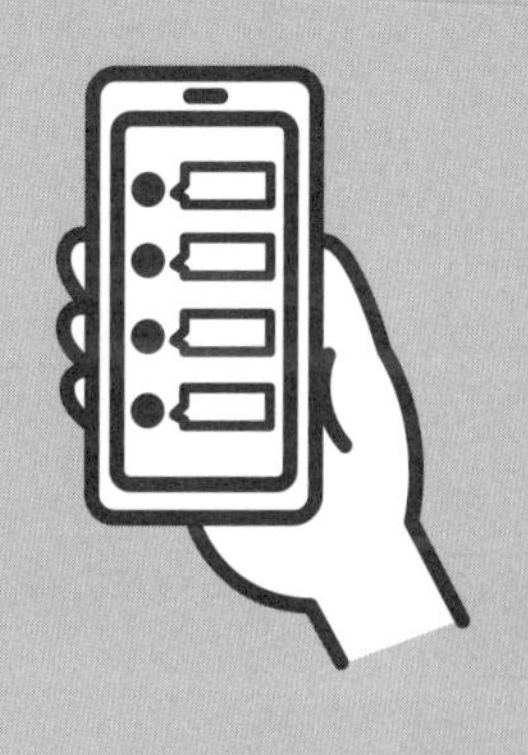

イケイケどんどんになってはいけない

――さて、いまや人類が新型コロナウイルスと戦う最大の武器になっている「mRNAワクチン」。一人でも多くの人に接種を、0・01％でも高い接種率をと訴えている峰先生ですが、実は去年、2020年12月に出した『新型コロナとワクチン　知らないと不都合な真実』の中では「開発を急ぎ過ぎて、検証が十分に成されているのか、不安が残る」とおっしゃっていました。その後、今年の年明けにはご自身でも接種され、完全にポジティブに転じた。

峰　はい。第三相試験の結果や、実際の接種のスタート、公聴会などで示された、いくつものエビデンスを見て、これはリスクよりもベネフィット（利益）が明らかに大きい、と判断しました。

――現在はもう、イケイケどんどんに。

峰　いや、科学者、医療者はイケイケどんどんになったらダメですよ。私も勢いがついて強い言葉を発したこともありますけれど、健全な懐疑心を持つことは専門家の必須の条件だと思っています。自分としては、イケイケどんどんになったつもりはまったくありません。

――これだけmRNAワクチンについての好材料、ポジティブなエビデンスが集まってきても、まだ懐疑心は必要ですか？

峰　自分はCOVID-19やワクチンの正確な情報を届ける「こびナビ（COV-Navi、

https://covnavi.jp/)」に参加していますし、できる限りワクチンを打ってほしいと思っています。だけど、やはりワクチンによる被害や、副反応の新しいものが出てこないかには注意を払っていますし、ワクチンだけでこの流行が収束するとは思っていませんので、有効な予防策についてもいつも調べています。

前にちょっと触れましたが、エビデンスとか、現実評価に対する態度は一切変えていないつもりです。そのときそのときで出てくる情報、エビデンスそのものが変わるわけです。

――そうでした。エビデンスは変わるもの、そしてエビデンスが変わることによって対応も変わる、ただエビデンスに向き合う態度は変わらないということですね。言い換えれば、常に現状に対して「これで正しいのか」と批判的に、疑いを持つ、という。

峰　はい。健全な懐疑主義とか、健常な恐れとか、どう言うと伝わりやすいかな。ああ、「常にどこかに迷いながら」ということがないといけないと思うんです。迷いがないのは、すでに科学者、専門家として危険な領域に入っているということだと思うんですね。

――おっ、迷いがない状態は危険。なるほど。

峰　100%の自信がある人って、科学者とか医者とかにもいるわけですよ。「この治療法さえやれば大丈夫」という物言いは、あっという間にトンデモにつながっていく。

――あー、実は、書名は出しませんがベストセラーになった某ワクチン本を読んでみたんです。著者の方はまさに「オレは正当に評価されていないガリレオだ（226ページ）」という感じで、嫌な予感はしたんですが、いや、読み終えて本当にその日1日、アタマがぐらぐらして気分が悪くなりました。

峰　はい、あの本はめちゃくちゃ過ぎて、読むとしばらく脳がまひします（笑）。

――　あのショックは、自分の言うことを自分で信じ切っている、著者のあまりの迷いのなさから来るのかといま気づきました。自分が間違っているかもしれないという思いがゼロで、つるつる、てかてかしていて、反論を一切受け付けない印象で、「話がまったく通じそうにない」という恐怖感すらある。

峰　それは実際、恐ろしい話でありまして、なぜなら、あの方はまあトンデモレベルですが、それこそノーベル賞を受賞するような実績がある科学者でも、自らを疑うことを忘れて、悲劇的な事態を引き起こしてしまった例が、過去いくつもあるからです。しかも周囲は「なんといってもノーベル賞を受賞した人だから」と、根拠のない彼の話を丸呑みして、国策にまでしてしまう。

――　ええっ。

峰　さっきのガリレオのたとえでご紹介した『禍いの科学　正義が愚行に変わるとき』を読むとよくわかります。「実績ある科学者たちが犯した、科学による災厄」をまとめた本です。まっとうな医薬品として大企業が量産したものが招いた大事故、それこそノーベル賞受賞者が広めてしまったビタミン神話……。そして、ワクチンもそうです。もし、ワクチンの開発についてお知りになりたいなら、『ワクチン・レース　～ウイルス感染症と戦った、科学者、政治家、そして犠牲者たち』（メレディス・ワッドマン著、羊土社）がいい本です。ワクチン開発にまつわる光と、そして影の部分がぎっしり詰まっています。

――光はともかく影もですか……。

峰　人体実験の歴史とか、失敗してきたワクチンのことが書いてあります。

――でもそれ、大分前のことですよね、いつ頃の話ですか。

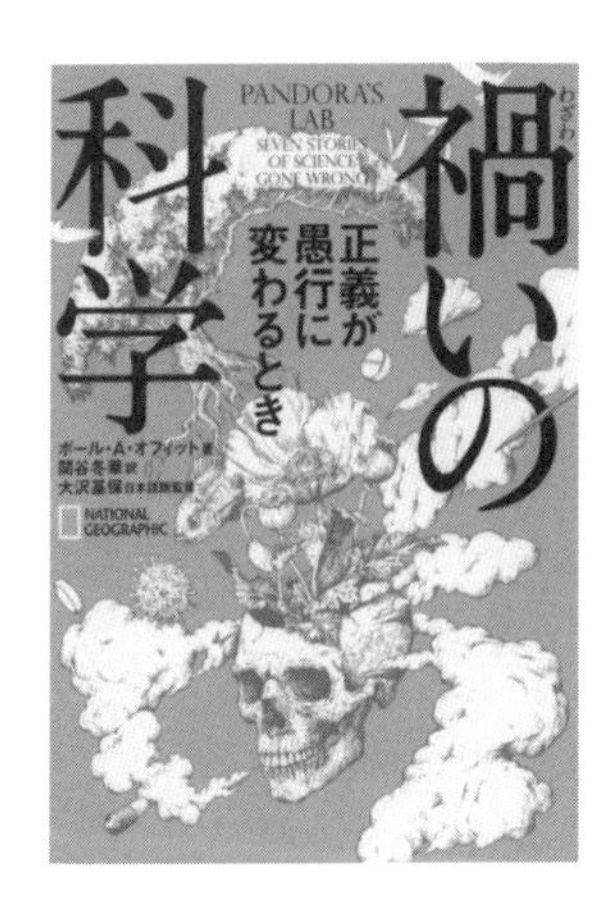

『禍いの科学　正義が愚行に変わるとき』

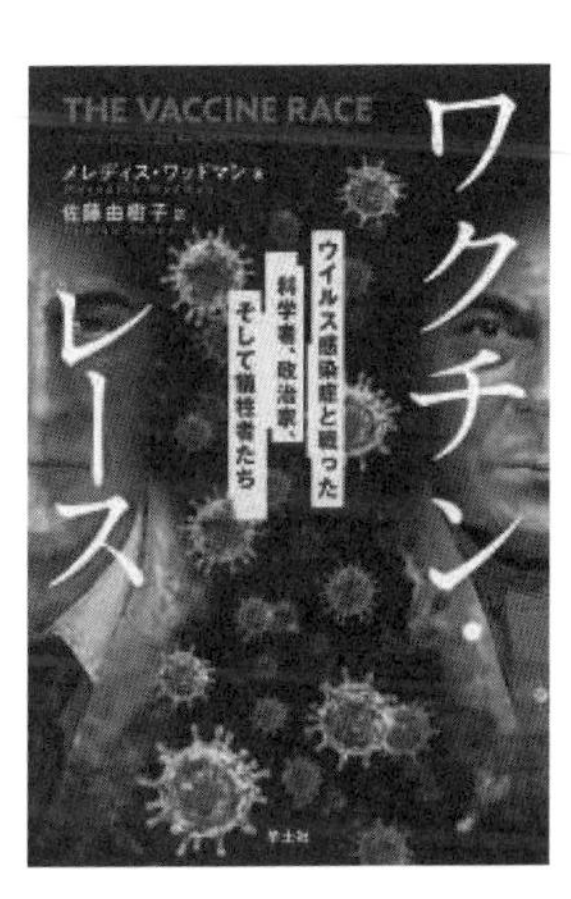

『ワクチン・レース　～ウイルス感染症と戦った、科学者、政治家、そして犠牲者たち』

峰　１９６０年代ですね。

――思ったほど昔でもないな……。

峰　考え方だと思うんです。たしかに生命科学、医療、薬品、医薬品の規制は、安全確保のために急速に強力なものになっています。１９６０年代とは比べものになりません。しかし。

――しかし？

峰　しかし、１９６０年代の医師たちは、彼らなりに本当に最善だと思ってやっているわけですよ。自分たちは科学の最先端にいる、いまこそが黄金期である、一番安全である、検証している、と思って。

――そうか。

峰　だけど、２０２１年から見ると大きな間違いに気づかず、人命を奪う事故を起こしている。60年後の我々がそれを驚いて読んでいる。そう考えると、現代から60年後、２０８１年の人たちが、我々のこの新型コロナ対策をどう見るのか。やっぱり「こんなこと本当にやったのか」と驚くんじゃないでしょうか。そしてその人たちも含めて、科学って、まだ我々は全然完全なところにはいないし、完全には到達しないわけですよ、おそらく。

――まあ、そうなんでしょうね。でも先生、こういうことをそんなにズバズバ言っちゃっていいんですか。

"黒歴史"から目をそらすのはフェアじゃない

峰　ワクチンに対して懐疑派の人は、「昔もこれだけの事故が起こったから、いまでも危ないんだ」という議論にもなりますよね。同時に、多くの事故があったから、どんどん反省があって、社会も変わって、仕組みも変わって、検討されている内容もどんどん増えていると。安全性基準もできたし、規制も強化されたし、多くの人の目が入るようになって、安全性を確保する仕組みもすごく増えたということもある。負の部分があった分だけ、我々は成長しているというとらえ方もできるわけですね。

どっちに重きを置くかですが、結局、ここからはポジショントークになりますけど、医薬品開発や医薬研究をしている人たちは、過去の反省は生かしていると言いたいわけですよ。

――それはそうですよね。

峰　でも、過去にも多くの事故があった、今後も事故が起こることは当然あり得るんだから、より懐疑的に、安全性を見ながら考えるということも重要だろう、そういう情報発信をすることも、議論をしてみることも、非常に面白いと思いますし、この本にそういう話を出すことも当然、アリだと思っています。

――ワクチンの暗黒面、黒歴史から目をそらして、安全ですよ、大丈夫ですよ、というのもおかしいと。

峰　それじゃあ、だめ、フェアじゃないです。過去にあったことはつまびらかにすべきで、たとえばサリドマイド事件とか、薬害エイズの問題に触れない医薬品安全論なんていうのは、意味がないですよね。「100%安全である」と言い切ったら、それはそれでデマだと思います。

――ああ、だから前の本でもmRNAワクチンに対して慎重だったんですね。

峰　はい、2020年末の時点で、あれ以上ポジティブなことを言うのは無理だし、言ったら無責任だと思います。その後、よりポジティブに意見を変えましたけどね。

怖がらなくなったら専門家はオシマイ

峰　人が科学的・客観的な思考を忘れ、思い込みで判断したり、社会の空気に押されて物事を進めたりすると、大変なことになる、という事実は、いつの時代でも変わらないでしょう。今回のmRNAワクチンは期待以上にうまくいきましたが、ワクチンはすべてが華々しい歴史だけで飾られてきたものではない。美談だけを語って広めようとするのはだめだよね、という話なんです。

――科学者が黒歴史を生まないために、あるいは、アタマがくらくらする本を書かないためには、なにが必要なんでしょう。

峰　この1年で、けっこうな数の専門家がおかしくなっていくのを見ましたので、これは自分も含めて誰にでも起こり得ることだと思います。さっき、「迷い」が大事だと言いましたけれど、常に「これで大丈夫なのか」と、びくびく恐れながらやっているくらいでいいのかもしれません。

――何を恐れてびくびくするんでしょうか。

峰　自分は過信していないか、データ、ファクトに対して恥じないでいられるか、ですかね。これは個人的な考えですが、自分の想いとか信念とかはどうでもいいんです。直感や党派性などはもちろんまったくいらない。どこまでもやっぱりファクト、客観的な事実が重要です。私は神を信じていませんけれど、神のごときものを、人間の中に何かの表象として表すとしたら、やっぱりデータとして見るしかない、と思っています。

そうすることで、過信が避けられると思うんですね。自分が言っていることを人が聞いてくれるとか、自分のやったことがうまく当たったとか、そう思った瞬間にやっぱり脇が甘くなるんです。だから、「怖がりながらやる」というのは大事だと思います。これは謙虚さとは別なんですよ。怖がるということなんですよ。

――うまくいってつい自己過信。思い当たる節が多過ぎて耳と心が痛い……。

峰　あ、成功体験で自信過剰になることにもいろいろな意味があって、自分を信じ過ぎることは、生き方によってはすごくいいドライブ、前に進む力になることもあると思うんです。

たとえばショーマン、エンターテイナー、格闘家とかスポーツ選手もそうかもしれませんけれど、自分の限界の枠を広げていくことが重要な人たちにとっては、常に疑ったり、びくびくしたりする必要はないでしょう。ただ、科学者としてファクトに直面する人たちにとっては、人間としてのパフォーマンスとか、価値とか、大きく見せるだとか、楽しませるだとかいう軸は何の意味も持たないわけです。

科学者はやっぱり悩みながら、躊躇しながら進むべきじゃないかと思います。ワクチンを普及する「こびナビ」活動をやっていますけど、常に思うのは、「本当にワクチン、大丈夫だろうな」ということです。ファクト、数字は知っています。データは知っています。解釈の仕方も自分だけじゃなくて複数人で確認しているし、公的機関の妥当だと思える情報にも当たっているし、新しいデータが出てきたときにはちゃんと調べます。

ただ、やっぱり結局、人のなすことなんですよ、これ。神のなす業ではない。完璧だとか絶対に大丈夫だというのはおごりですよね。いざというとき何が起こるかわからない。それからタイムマシンで見ているわけじゃないので、未来の人から糾弾される可能性はいつまでも残るわけです。「怖がりながらやる」ということの大事さは、どんな科学者でもそうですし、あらゆる活動に共通してくるのかなと思います。

なぜあのときワクチンを「打たなかった」のか

――このあたりは都合よく引用されそうなのでいらない念押しですが、「なぜあのときワクチンを打ったのか」と同じように、「なぜあのときワクチンがあったのに使わなかったのか」ということで、未来から批判される可能性もあるわけですよね。「使う」「使わない」は、実は裏表で、「やらなければ大丈夫」というわけじゃない。

峰　そのとおりです。不作為を薦めるわけではもちろんありません。

――だから、リスクとベネフィットを比較して、やるべきかやらざるべきかを判断するわけですよね。

峰　そうなんですが、この判断もまた非常に難しい。

なぜかといえば、人間はマクロの話は客観的に判断できても、ミクロ、自分自身や周囲のことになると、どうしても主観的になるからです。

――「自分だけは新型コロナに感染しないんじゃないか」「知らない間にかかって、治って、もう免疫を持っちゃってるんじゃないか」とか、思いたくなりますよね。

峰　そうそう。たくさんいますよね、そういう方。

――いますいます。

峰　専門ではないので深入りしませんけど、人間にはそういう〝認知のゆがみ〟、バイアスがあります。「そうだったらいいのに」という思いを、正しいと思い込もうとする「正常性バイアス（normalcy bias）」が代表的なもので、この場合はこれですね。火災報知器が鳴っても「訓練だろう」と逃げようとしない人がたくさんいるのと同じ話です。

――　想定外のことが起こっても動揺しないための心の反応、だそうですが……ということは、これ、人間のいわば本能ですよね。

ニセ科学は人の本能に同調してつけ込む

峰　はい、つらい状況、リスクを認識すること自体から人間の心はどうしても逃げようとしますから、「新型コロナは存在しない」とか「ワクチンは医薬品メーカーの陰謀だ」という話を信じてしまいたくなる。信じれば、そのつらい状況は見えなくなるわけですから。

こういう反応が起きることからは、多かれ少なかれ逃れられない。そこで、新型コロナウイルスやCOVID－19についての知識を、それこそ〝ワクチン〟のように、あらかじめ〝接種〟しておく必要があるんですよね。

――　なるほど。逃げられないにしても、知っていれば「あ、正常性バイアスが作動している」と、気づくことはできるかもしれませんね。

峰　本当に非常事態に直面すると、人間はパニックになって、たいていの場合は正常な判断ができなくなり、それ自体に、つまり「自分は正気を失っている」ことにも気づけなくなりますからね。たとえば私がある日、がんになったと宣告されたとすると、おそらく非常に精神的にショックを受けて、不安になって、怒りが生じて、判断能力はガーンと下がるんですよ。

――そして、インチキ民間療法が「あなたの〝ガン〟はこれで治りますよ」と、つけ込んでくるわけか。

峰　いつでも自分が、健全な判断ができる状態でいられるとは限らない。万一の際に、せめて最後の抵抗というか、躊躇できるセーフティーネットとして、人間は困難な状況下で、耳当たりのいい話にぐらっと来てしまうクセがある、と知っておくのは大事だと思います。

――菊池聡先生の『なぜ疑似科学を信じるのか　思い込みが生みだすニセの科学』（DOJIN選書）に、こんなくだりがありました。ニセ科学は「物わかりがよくて、あなたの思うことをすべて肯定してくれる人」で、科学は「聞きたくない本当のことを突きつけてくる人」だそうです。

峰　その本は私も読みました。うまいことを言いますよね（笑）。そうそう、Yさん、この本知ってます？『Risk Communication and Public Health』。ピーター・ベネットという方が書かれたんですが。

ワクチンには「リスクが高い」と思わせる要素が多い

リスクが大きく感じられる理由（Bennett,1999）

1	非自発的に直面させられる
2	不公平に起きる
3	個人が予防行動を取っても避けることができない
4	新奇性があり、まだよく調べられていない
5	人工的に作られたもの
6	認識できないが、取り返しのつかない害が起きる
7	子ども、妊婦に影響がある
8	普通は起こらない症状や死に方が見られる
9	自分の知人が被害を受ける
10	科学的な解明が不十分
11	信頼度が高い複数の情報源から矛盾した情報が来る

（『Risk Communication and Public Health』Bennett,1999）

――え、すごく今読みたいタイトルの本ですね。邦訳はありますか？

峰 残念ながら、まだないみたいななんですが、ここに面白い記述があるんです。実際にはそんなに大きくないリスクを、大きく感じさせる11の条件。

――非自発的、新奇性、人工的、隠れた取り返しのつかない被害。

峰 そして、子どもや妊婦への影響、普通は起こらない症状や死に方が見られる、信頼度が高い複数の情報源から矛盾した情報が来る、と。

――うわ、ワクチンにはみんな当てはまるじゃないですか。そして、実際にネットで出回っているデマの傾向とも、見事に重なりますねえ。

ワクチン推進派も同じワナにはまる

――改めて確認なんですが、「聞きたくない本当のこと」しか言わない科学の考え方は、マクロ（個別事例ではなく集合として見る）の視点であり、客観的な事実の積み重ねであり、さらに反論を許容することで、個人の主観、思い込みの影響を少しでも減らそうとしますよね。エビデンスピラミッドもそういう構造になっている。

峰　そう、より客観的だと考えられるものほどピラミッドの上にあることが多い。

――ということは、人間の主観に頓着しないというか、寄り添おうとしないわけだから、個人の感覚としては「冷たい」「自分の気持ちをわかってもらえない」と感じるのも、まあ無理はないってことなんですかねえ。その隙を突いてニセ科学やトンデモ本が「はいはい、あなたの気持ちよくわかりますよ。新型コロナ、怖くないって話を聞きたいですよね。ワクチン、危険だから打たないほうがいいよ、と、誰かに言ってほしいですよね」と、やってくる。人間個人の考え方のクセとしてはこっちのほうがはるかに受け入れやすいから、くらっと来るのも無理はない。難しい問題だなあ。

峰　でもこういう問題があるのは、反ワクチンといわれるような方々だけじゃないですよ。

――え？

峰　一部の製薬企業や国の動きにも、懸念される話があるんです。医薬品の承認申請をするためのデータを得るのが困難そうだから、審査基準や承認申請時のデータを簡略化したものにしてしまおう、という発想を話す人がいるんですね。

有効性と安全性の裏付けがない「医薬品」なんてのは、本当に危ないですよ、毒になり得ます。なぜそんなことを考えるのかといえば、どうも「国産のワクチン、国産の薬が欲しい」という〝空気〟に流されているように思います。治験が難しいから簡略化、というのは、もうわけがわかりません。難しいから治験の意味があるんです。

――当たり前の話ですが、「ワクチンの普及につながる考え方や行動はすべて科学的」なわけではないってことですね。

峰　はい、当たり前の話です。客観性、合理性、データに基づかず、空気やら民意やらを優先する行為が、科学的なわけがありません。こういう動きには、明確に反対です。リスクとベネフィットを考えても、引き合わないと思います。

――リスクとベネフィット。これは、突き詰めれば「安全」をどう考えるかのように思えます。「ある問題について、どのくらいまでを安全と考えるか」じゃないかと。

峰　思考実験をするといいですよ。たとえば自動車の運転、どこまでなら安全だと思いますか。

――えっ、それは状況次第で。

峰　そう、100%事故が起きないことを安全というなら、車を運転することは安全ではないです。これでは問いとして成り立ちませんので、安全＝100%じゃないことは明確ですよね。薬には副作用があり、クルマには事故が起こるわけですよ。じゃ、それが何パーセントくらいまでなら安全なのかという話ですよね、これ。

――うーん、それこそ主観によって違いそうですよね。

現実は「どのリスクを取るか」の選択しかない

峰　ですよね。安全、安心は、人によって全然とらえ方が違います。ちょっとでも危険があれば、「これは安全じゃない」ということを言い出す人は、いくらでもいるわけです。

――はい。だからなんとかゼロリスクっぽく見せようと苦労している人もいる。

峰　私は「リスクがない」ということはあり得ないと思っています。ゼロリスクはない以上、「我々は常にリスクを取って生きている」わけですよ。何もしなくても、1秒後に隕石が落ちてきて死ぬリスクだってあるわけですし、AかB、どちらを選ぶかという状況でも「Aはリスクがあって、Bはリスクがない」ということはない。それぞれ違うリスクを取っているわけですね。現実は常に「リスクAか、リスクBか、それともCか」なんです。

――なるほど。どれを取ってもリスクはある。

峰　そうなんです、生きることはおしなべてリスクの選択なんですよ。

——お好みのリスクをお選びください、と。

峰　そうそう。だから結局のところ、ワクチンを「打つ」リスクがあるし、そして「打たない」リスクもある。打たなければリスクはないか、とんでもない。「打つ」リスクから逃げられるけれど、その代わり、感染して入院するリスク、治っても後遺症が残るリスクがある。でも人間はワクチンを「打つ」リスクだけが目に入りがちなんですね。

——不作為のほうが、リスクが小さい、またはないかのように見える。先ほどの認知のゆがみもあるんでしょうね。

あっ、これが、「ワクチンの長期的な副作用リスクについては誰も保証できない」についての、回答になるわけですか？　「打つ」と「打たない」のリスクのどちらかなんですよ、と。

「長期的な影響」への回答

峰　大事な話ですので、丁寧に説明しますね。

あらゆる医療行為、社会の決断にも、「やるリスク」と「やらないリスク」があるので、そのバランス感覚が大事になるんです。

かなり黒に近い灰色のものを見て、白だという人はまあいない。かなり白い、真っ白に近いものを見て、「いやいや、黒い成分がある、0・0何パーセントあるからこれは黒なんだ」と言ったら、これは不作為を推すバイアスがかかっていると判断せざるを得ないわけです。社会の問題を解決する現実的な手段として、どのリスクを取るのが正しいんだろうかという問いに対する、客観的、絶対的なルールはないんですけど、専門家としては「このあたりが妥当だろう」というバランスとか、相場観というのがやっぱりある。

――相場観。

峰　客観的な情報や経験に基づいた判断と言いたいところですが、どうしても主観は入るので、相場観と言っておきます。

さて、そうしたときにワクチンというのは、基本的に医薬品の中では極めて安全な部類に入るんですよね。副反応が出ています、頭が痛くなったり熱が出たり、何万人に1人がアナフィラキシーを発症する、とご説明しましたけれども、それははっきり言って大きな問題とは言いがたいんですよ。

――それは、他の医薬品と比べて相対的にですか？　絶対的な症状としてですか？

峰　どちらもです。理由はいくつもありますが、一つにはワクチンはごく少量を注射するだけですよね。一般的な医薬品、たとえば飲み薬は毎日飲むわけです。体の中で濃度を一定に保つために。薬はつまるところ異物で、それが高い濃度で体内にある。これが飲み薬です。

一方、ワクチンはわずかな量を打って体の免疫系を反応させるものですよね。RNAワクチンならば、反応を起こした後あっという間に分解されます。ごく微量入ってすぐ消える、物理的に言えば、まるでもう打っていないに等しいような話です。その結果ワクチンは、リスクとベネフィット、不利益と利益のバランスが極めて良い医療行為の一つ、となるわけです。

――なるほど。

峰 伸るかそるかじゃなくて、「何でやらないの」というくらいの。問題は効くかどうかですけど、今回の新型コロナの場合に関していうと、めっちゃ効く。だから、リスクに比べてベネフィットが極端に大きいし、よってコストの問題とかも全部吹き飛ぶわけですよ。コロナ禍によって失われる経済的な損失を考えれば、打たないベネフィットよりも、ワクチンを打って得られる利益のほうがずっと大きい。

いろいろなファクターが常に入り込む難しい問題ですけれども、専門家としては社会のためにこの副反応のリスクを取るということが、一番みんながハッピーになるということは明確です。なので、接種の拡大を働きかけてきたということです。

この際、もうちょっと本音を言わせていただくと、「他の選択肢を考える余地は」ということを言う方もいます。わかります。個人としては。でも、医療従事者として公に対して発言する場合は、倫理上、ワクチン接種を勧めなくてはいけないというのが、いまの状況だと思います。

津波が来ているときに、高台に逃げろと放送しますよね。そのとき「でも、高台に逃げたくない人もいるかもしれませんよ」とか言われても、放送はやめませんよね。

――やめませんね。

峰 それに近いんですよ。そんな状況でマイクを持っていたら、誰でも力の限り叫ぶでしょう。「津波なんか来ないよ」とか、「高台なんかに逃げたってどうせ死ぬんだ」とかいう人もいるかもしれませんけど、とにかく逃げろと言うしかないじゃないですか。呼び掛けでみんながパニックになる可能性もあるけれども、最大多数の命を守るためには必要です。そんなたとえを使いたくなるくらい、ワクチンは医療行為の中では安全性が高くて、コストパフォーマンスもいい。

そして、だからこそ、その基準を緩めて信頼を毀損してはいけないわけです。万一これで事故でも起きたら、感染症に対する最大の武器を自ら捨ててしまうことになりかねません。

でも義務化には賛成できません

――そこまでおっしゃるなら、もう、いっそ、法制化とかで接種を強制するところまで踏み切ってもいいんでしょうか。米国ではそんな動きになってきましたよね。

峰 うーん……。個人的には義務化、というものには賛成していません。やはり知性を信じていますので、しっかり情報を普及させること、そして個々人が選択することがなにより重要だと考えていますので。義務化までやってみて9割以上の接種率などにならなければ、分断だけ残ることになりますよね。どうでしょう。まぁ、公衆衛生というのはパターナリスティックな面があり、どこかで強制性は生じているんですけどね。

――医療の専門家としては「津波だ、逃げろ」と言うけれど、逃げない自由も残したい？

峰　権利や人間性を考えればそのとおり。医療従事者としては、本音は腕をひっつかんででも高台に連れて行きたいところはある。ただ、そこは、一人ひとりの生き方、死に方にも絡んでくる問題でもあるのですよね。

「怖いから手術はイヤ」も価値観の一つ

峰　そうだ、Yさんは「EBM（エビデンス・ベースド・メディシン）」って、聞いたことはありますか。

――いや、ないですね。名前からすると、客観的な証拠に基づいた診療、ってことですか。

峰　これは、その時点での最新・最良のエビデンスに基づいた上で、目の前の実際にいる患者の希望や価値観に合わせてそれを適用して、より良い医療を目指そうという、運動というか思想なんですね。

――へえ……。面白いですね。

峰　実際の医療や健康問題を解決する取り組みに当たっては、何らかの「意思決定」が常になされるわけです。意思決定に影響する要因っていくつもあるんですけど、代表的なのは根拠なんですね。それからリソース、現実に使える医療資源。それから、最後であり絶対的に重要なのが「価値観」なんですよ。

これが絡み合った状態で決定していくので、同じ根拠を用いていても最終的なアウトカム、アウトプットとか選択は大きく変わることがあるわけです。

――お金持ちなら使える薬が使えない、とか。

峰　あるいは、時間のかかる治療であればその時間を取れるかどうか、というのもありますよね。そしてなによりも大事なのは、治療を受ける患者さんの価値観なんですね。

――価値観。たとえば。

峰　「自分は寿命が短くなってもいいから、高血圧の薬を毎日飲むのなんか嫌だ」というのも、一つの価値観ですよね。白内障の手術をすればよく見えるようになりますよと言われても、手術はどうしても怖くて嫌だというのも価値観なわけですよ。そういう状態で何を求めるか、何を解決したいとしているかという、そこが非常に重要なわけです。

――これはどんな経緯から出てきた運動なんでしょうか。

峰　もともとは1991年くらいに、それまでの医療が、推論とか、経験とか、思い込みとか、医者の側のバイアスが掛かって様々な問題をはらんでいることが多かったこともあり、エビデンスをしっかり作って検証して、根拠のある正しい行為だけをやろう、という意識から始まりました。そこから今度は、エビデンスの行き過ぎというのが生じたわけです。

――あ、やっぱり(笑)。

峰　患者の意向は関係ない、リソースも関係ない、最も良い結果を出しているエビデンスがあればそれに従えばいいという、硬直化した考え方が出てくるわけです。これは行き過ぎというか、患者は一人ひとりが違う以上、そもそも間違っている。そう考えると結局、エビデンス、資源、患者の価値観だとか、そういったことも全部合わせてやるということになる。

科学的根拠に基づく医療というのは柔軟なものであり、実際は専門家が目の前の患者を診たときに、当然、エビデンスに基づいて判断を行うんですけれども、アウトプットは必ずしも全部エビデンスに従っているわけではない。ここがとっても大事なんですよ。

――なるほど。でもそれはとてもすてきなというか、いい考え方ですよね。マクロな視点だけで決めない、ミクロの、個別の意志を尊重する。

峰　島根大学の津本周作先生が、ＥＢＭをこんなふうにまとめています。「入手可能で最良の科学的根拠を把握した上で――把握した上で、なんですよ。なにがなんでもに適用するとは言ってないんです――個々の患者に特有の臨床状況と価値観に配慮した医療を行うための行動指針」とおっしゃっています。

エビデンスを軽視しているのではありません。根拠については冷徹に、主観やお気持ちだとかは介入させずに、徹底的に客観的なものを目指す。科学的な根拠が重要であることはゆらがない。

その上で、治療を受ける人の主観を大事にしなければならない。そういうことですね。

迷っている人は、とことん迷って納得してほしい

――医療は、マクロとミクロの融合をすでに目指しているんですね。察するに峰先生は、マクロの視点として新型コロナのワクチン接種はぜひ推進したいし、そこには十分な根拠もある。だけど、打ちたくない人の主観も大事だよね、ってことをおっしゃりたいんでしょうか。

峰　打ちたくない人には、当然、いろいろな理由があるはずです。反ワクチンやエセ科学のエコーチェンバーにはまり込んで、自分自身を疑うことがまったくできなくなっている人は別ですよ。でも、さっき見たように健全な懐疑の延長で疑問が残るとか、やはり恐怖心が勝ってどうしても踏み込めないという方もいらっしゃるわけですね。そういう人とは議論の余地がある。リスクのとらえ方について詰める余地がある。そして相手の決断によっては、それは推奨する側からしても、尊重せざるを得ない場合も当然あり得るんだよ、ということです。

――考えながら迷っている人にはちゃんと情報を提供して、納得してもらって、ご自身の判断で接種してほしいと。

峰　これは本当にそう思うんです。専門家の言うことだから、お上の言うことだから、と、あまり自分で考えないで接種した人も相当多かったのではと思いますが、これは、今回の日本の新型コロナウイルス対策上は良いほうに出ました。しかし、次はわかりません。政府が間違えないとは限らないし、専門家の中にはおかしな人もいます。私やYさんだって、いつ宗旨替えするかわからない。本当はそのくらいに思っていたほうがいい。「人」を信じるのはダメなんです。客観的な情報を、理路・ロジックを信じないと。

――たとえ相手がノーベル賞受賞者だろうと。

峰　はい。専門家は専門外の場合はかえって騙されやすかったりもしますから。まあ自分を疑わない人を信じてはいけませんね。新型コロナのような、リテラシーが試される〝次〟の機会は、残念ながら必ずくるでしょう。だから、そこに備えて、自分で科学的に判断する人が一人でも多くなることが本当に大事です。

新型コロナ禍のこの2年は、科学の世界も大きく変えました。科学の基礎となる論文の信用度が下がったり、科学者や論文誌の権威性がはがれたり、ファクトチェックさえも正しいのかという疑念が出てくるような混沌とした世界になっている。

――何ということだ。

しなやかさと強さに絶対に必要なもの

峰 でも、だからこそ勇気と知識とを持って、個々人がそこに立ち向かう必要があるんですよ。個々の人のリテラシーを高めて、勇気と知識を持った人を増やすことに成功した国が、次世代の世界のリーダーになっていくだろう。そう思います。

――おお、いいですね！

峰 じゃあ、最後に、そうした知的なしなやかさ、強さに絶対に必要なものをお教えしましょうか。何だと思われます？

――うーん、そうですね、ここまでのお話からいえば、健全に疑い続けることが続くわけだから、疑い続けることに耐える気持ちの強さ、とかでしょうかね。

……あれ？　違いましたか？　峰先生、こっちを見ながら黙っちゃった。

パソコン、固まっちゃったのかな？

おーい。どうしよう……。

峰 Yさん、いま、すっごく困りましたでしょう。

――あ、あれ？　はい、困りました。

峰　いま、すぐ答えが欲しかったでしょう。何で答えてくれないんだろうと思ったでしょう。

――はい、まさしくそう思っていたところです。

峰　その心を、とにかく答えを、と思うところで踏みとどまれることが、知的な強さの第一歩なんですよ。

答えが出ないときに、決して焦らないこと

――は……？　うわーっ、いま私、まんまと引っ掛かったんですね。

峰　なかなか結論が出ないと、「早く答えが欲しい」となる。これがエビデンスを間違えて読んじゃう一番の原因です。もちろん、科学者にとってもそうなんですよ。「早く答えが知りたい」と思った瞬間に、足をすくわれるんですよね。

――ああ、ああ、そうですね。実験結果もそうでしょうし、緊急事態でいますぐどうにかしたい、というタイミングで「それはコレコレで解決できます」と言われたら、それは飛びつくでしょうね。

峰　そうです。だから、知識だけで武装してもダメなんです。普段から淡々と、メンタルを落ち着かせて、情報に心を揺らされないようにする。これが大事です。この本でいろいろお話ししたのも、物知り雑学王になっていただきたいわけではなくて、根拠の怪しい話に気持ちが揺

らがないようになるため、なんですよね。正しい科学的な考え方は、最後は、しなやかな心に支えられているんです。

――悔しいけれどすごくよくわかりました。これ、本が出るまで誰にもカマさないでくださいね。オチに使いますから、約束ですよ(泣)。

峰　いやいや、オチは最初から決まっているじゃないですか。我々がなすべきは「わたしたちは正しかったのか」と常に考えること、です。

まとめ

実績のある「専門家」でも丸呑みしてはダメ

どんなに論文を書こうが、テレビに出演しようが、本を書こうが、業績があろうが、ノーベル賞を受賞していようが、「その人が言っている」だけで信じることはできない。自分の考えに疑問を持つことができなくなったら、人は何を言い出しても不思議ではない。実際にそれで悲劇も起きている。

「やらない」ことにもリスクは含まれている

科学が“常に”正しいわけではない。しかし、「100%安全」な選択肢もない。ワクチンは打つリスクと打たないリスクの選択だ。「あのときなぜワクチンを打たなかったのか」という後悔も起こり得る。そこを踏まえて自分自身で納得のいく判断を。

答えを急いで求めることは、罠への突進に等しい

新型コロナに代表される感染症の問題は、社会・経済への影響も大きく、単純な解決策は描けない。しかし、「早く答えを」と焦ることがもっとも良くない。人の分断を煽るような言説にほいほいと乗らず、淡々と基本的な対策を積み上げて、マスクのいらない日を目指そう。

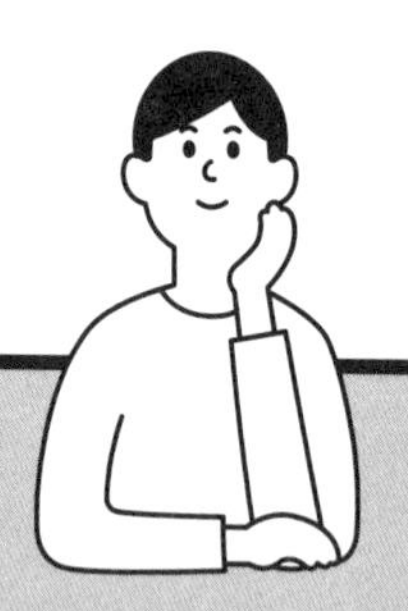

【この章を読んだら読みたい】
「なぜ疑似科学を信じるのか　思い込みが生みだすニセの科学」（菊池 聡著、DOJIN選書、2012年10月19日発行）
付せんを貼りまくりました。ダマされる人が何か問題があるのではなく、人間は疑似科学に本質的に惹きつけられるものなのだ、と、衝撃とともに腑に落ちます。パニックに襲われたら、深呼吸して以下のマントラを唱えましょう。「飢えたる者は常に問い、答えの中にはいつも罠（※）」（編集Y　※　「装甲騎兵ボトムズ」第31話予告より）

おわりに ――何が正しいのかを見極める思考法

「わたしたちは正しかったのか」というタイトルは、コロナ禍が終わったかのような誤解を招く可能性があります。

「正しかったのか」と過去形で聞かれても、このパンデミックは収束してはおらず、まだ「正しかったのか」の最終結論を出すことなんてできないよね、というのが本当のところではあります。同時に、これまでに私たちがとってきた対策や行動の妥当性、情報への評価などを含む私たちの態度・行動については、いつでも、どの時点でも、振り返って考えることができる。これも事実でしょう。

新型コロナウイルス、SARS-CoV-2は世界を大きく変えました。多くの行動が制限され、社会は窮屈になり、なにより多くの健康上の被害が、そして死者が世界中に出ています。多くの方が苦しみ、悩み、追い詰められ、怒り、理不尽な思いにさいなまれてきました。変化に適応する努力を皆さんがしてきていますし、その過程で多くの摩擦（コンフリクト）も生じています。本当に暗かったパンデミックの始まりのころを、皆さんも覚えておられるでしょう。

そんな中、人類はワクチンを手にし、新たな治療薬も手にし始めています。武器の選択肢が増え、明確に状況が変わってきました。

振り返るに、約2年もの間、大きな変化の波、流れの中を私たちは生きており、その状況をいかにとらえ、評価し、選択していくかに直面し続けているわけです。

世界は変わりました。しかし、変わっていないこともあるのではないでしょうか。変わっていないことの中で、本来変えたほうが良いことも多くあるのではないでしょうか。

その一つが、「情報」の氾濫とそれに対する私たちの態度です。

パンデミックが始まる前から、健康や医療関係、そしてさまざまな政治・社会状況などについてもＳＮＳを中心に玉石混交の情報が飛び交い、ＹｏｕＴｕｂｅなどでは無責任な情報やデマが流れっ放しになり、それに文字通り流される人が数多くいました。こうした私たちの情報との付き合い方、考え方や、取捨選択の基準は、パンデミック中に変わったでしょうか。社会は、メディアは、多くの人たちは、多少なりとも賢くなったのでしょうか。

情報が氾濫し、評価が困難になる状況についてはＷＨＯが「インフォデミック」と名付けていますが、ワクチンの開発と普及、変異ウイルスの出現などに伴い、情報の量は大幅に増え、質も大きく変容してきました。

週刊誌には「ワクチンで死亡！」のようなセンセーショナルな見出しが踊り、大手ニュースサイトにも荒唐無稽な記事が日々並び続け、テレビでも根拠に乏しい情報が流されました。Ａｍａｚｏｎで「ワクチン」や「新型コロナ」で検索をすると、およそまともではないと考えられる本が大量に表示されます。こうした「デマ」などの影響か、国によっては、政府や為政者が情報選択や意思決定に躓（つまず）いたとしか言えない状況も起こりました。

２０２１年頭に、さらなる情報の氾濫が始まるであろうこと、正確な情報を発信する主体が日本では十分ではない可能性が生じることを考え、私たちは「こびナビ」という団体を立ち上げ、ワクチンを中心に、正確な情報を届けるプロジェクトを実施してきました。様々な情報を、複数の専門家が集まって評価し、文案を作成し、レビューした上で発信していく。そういった活動を通じて様々なことが見えてきました。社会の情報リテラシーや理解度、背景知識の量や質などには大きな幅があること、情報そのものではなく発信者や発信主体の権威などを信じる人が依然として多いこと、情報発信そのものを敵視する人が出てくること……などなどです。

本来、情報の「発信」は非常に大きな責任が伴うはずのものです。しかし現実には、文字通り「誰でも」情報を発信できる社会になっている。これはもちろん良い面もあるのですが、負の面もあるわけです。

いわゆる「専門的な情報」を、ちょっと聞きかじった知識程度で「理解できた」と思い込む、あるいは、まったくの門外漢であるにもかかわらず自分の分野の考え方で無理に解釈しようとする。こうした人が後を絶ちません。のみならず、私たちは多くの認知バイアスや無意味な直感、そして党派性や信仰を持っていることもあります。これらはすべて、情報の取り扱いの障害になってしまいます。我々は本来、（科学的、客観的な）情報を扱う基本的な能力に欠けることが多い。自分も含めて、そのくらいの意識でいるのがちょうどいいのではないでしょうか。

それにしても、デマを含むこうした不適切な情報はいったい、どういう人がどういう目的で作っているのでしょうか。動機については、内部脅威などを分析する際に用いられるMICEモデルなどがかなりよく適用できると考えています。Mはマネー、金銭的動機。Iはイデオロギー、党派性など。Cはコンプロマイズ（compromise）、妥協、自分の過去の発言やスタンスとの整合性を保ちたい。Eはエゴ、目立ちたい、認めてもらいたい、俺にも言わせろ……などなどです。

こうした歪んだ意図から発信された情報にどう対峙するか、これはなかなか困難な問題です。こうした情報を発信する人物が「ひとかどの」影響力を持っている場合は、デマを垂れ流すのみならず、感化された多くの「信者」を生み出し、まっとうな情報発信者への攻撃を始めて、世に分断を招いたりもします。

真っ当な専門家が情報を取り扱う際にも、実は困難はいくつもあります。多くの専門家はその分野には通じていても「リスクコミュニケーション」の専門家ではありません。正確な情報の取得と適切な解釈を行っていたとしても、伝える段階における困難さがあるのです。情報は一方的に発信すればよいというものではなく、受け手との相互作用とでも言うべき問題があり、情報が届いて「正しく」理解されてこそ、初めて適切なコミュニケーションをしたことになるのです。

情報をまっとうに利用できる人が多い社会を構築する、そのための重要な第一歩は、やはり情報発信者の態度であり、誠実さであると思います。発信することにためらいはあるか、自分は「正しいのか」という問いを発し続ける謙虚さはあるか。そしてもちろん、情報を受ける人の問題もあります。受け手の「目利き」、慎重さ、選択肢は果たして「正しかった」のだろうかという振り返り。拡散する前に吟味をしたか、気軽に噂話として広めるようなことをしていないか。

情報の取り扱いの話ばかりをしていますが、「私たちは正しかったのか」という問いは、つまるところ、「わたしたちは正確な情報を得て、正しく選択できたのかを考えたい」、ということになるのだと思っています。どういう行動を取ったか、どういう結果が得られたのか、その原因は……と考えていくと、結局、自分は情報とどのように付き合ったか、という問題に行き着くのではないでしょうか。

本文で触れているように、情報をいかにとらえるか、扱うか、というのは専門家にとっても難しい問題です。「評価」をするに当たっても、それは意識しておかねばならないことです。一つひとつの「雑学」的な知識は、それなりの根拠を示しながらお話しできますし、検証も可能です。しかし多くの場合、実際の社会で行われた選択の結果を評価するのは難しい。結果の背景には、たいてい非常に複雑で比較が困難な状況があり、どれがどうつながり、どの程度まで結果に影響を与えたのかは、まさしく「神のみぞ知る」だからです。

ですので、一冊の本で専門的な知識や、専門家の実際的な考え方、経験をお伝えするのは不可能です。しかし、ある意味「専門家になる」ことよりも上位の視点、メタな視点に立って、「考えることとはどういうことなのだろう、と考える」、そんなきっかけになれば良いなと思って、お伝えしたいことをお話ししました。もちろん、まだまだ話したいことも書きたいこともたくさんありますし、根拠についてもさらにご紹介したいことがあるのですが、キリがなくなってしまうので、泣く泣く割愛しています。しかし、この本の結論は明白です。複雑な事象については、どこまでも知ろうと努力し、他人の力を借り、考え続けること。その際に結論だけを急いで求めないことは特に重要です。簡単に「正しい」と断言することも、「間違い」と断言することも、評価の難しさを理解していない単純な言説になってしまう、と私は思います。

これからもパンデミックに限らず、情報との接し方が試される状況は必ずやってきます。そして実は、普段から私たちのリテラシーは試され続けているのです。

情報に、そして個々の場面での意思決定に、どう向き合っていくか。悩んだときには、一度立ち止まって考えてみましょう。その際にこの本が手がかりになれば、私とYさんが長い長い会話を繰り返した甲斐がある、というものです。

「正しいこと」は簡単に決まるものではなく、答えも必ずすぐに手に入るというものでもありません。

絶対的に「正しい」答えがあるはずだ、だからすぐ欲しい、というのは非常にありがちな態度で、大きな過ちに陥ることが多いのです。言い方を換えれば、正しさを求めていくとき、そこには大きな覚悟が必要なのです。

誰かが「真実はこれだ」と教えてくれる、なんて機会はまずありません。心が弱っているところにつけ込まれているだけです。「目覚めた！」などという人生の大転換が、誰かの導きや修行で起きるなんてことも、まず、ない。

日々迷いながら、恐れながら、そして学びながら、対話を続け、謙虚に生きていく。時には弱く間違っている自分を認め、向き合い、強くしなやかになっていく。そんな日常を淡々と続ける中で、少しずつ成長し、ある日ふと、大事なことに自然に目が向くようになってくる。そういうことが何より重要なのではないかと思うのです。

2021年11月

峰　宗太郎

新型コロナとワクチン
わたしたちは正しかったのか

2021年12月6日　第1版第1刷発行

著者	峰 宗太郎　山中浩之
発行者	伊藤暢人
発行	日経BP
発売	日経BPマーケティング 〒105-8308 東京都港区虎ノ門4-3-12
デザイン	坂川朱音
カバーイラスト・挿絵	平松 慶
本文解説イラスト	三弓素青
DTP	朝日メディアインターナショナル
校正	円水社
印刷・製本	図書印刷
編集	山中浩之

本書籍に関するお問い合わせ、ご連絡は下記にて承ります。
https://nkbp.jp/booksQA

ISBN 978-4-296-11000-1 Printed in Japan